Der kleine Hausarzt

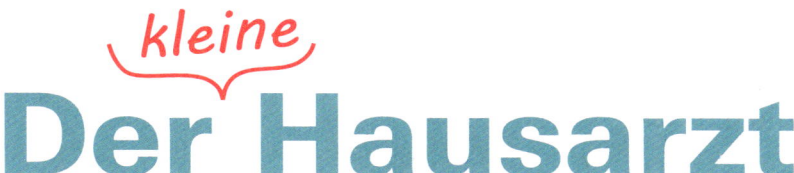

kleine
Der Hausarzt

Dr. med. Dirk Nonhoff

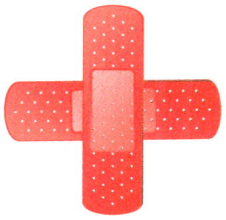

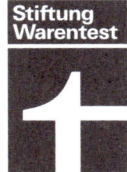
Stiftung
Warentest

SCHNELLDIAGNOSE

Symptom	mögliche Erkrankungen	Seite	Symptom	mögliche Erkrankungen	Seite
Kopfjucken	Läuse	→ 28	Hörprobleme	Tinnitus	→ 56
	Insektenstich	→ 112		Hörsturz	→ 39
Brennen in den Augen	Bindehautentzündung	→ 32		Mittelohrentzündung	→ 46
	Pollenallergie	→ 52	Infektionen	Fieber	→ 36
	Herpes zoster	→ 110		Erkältung	→ 34
Brennen im Mund	Aphten	→ 30		Heiserkeit	→ 38
	Herpes labialis	→ 108		FSME	→ 132
	Sodbrennen	→ 84		Borreliose	→ 132
Mundgeruch	Mundgeruch	→ 48		Wundrose	→ 130
	Sodbrennen	→ 84	Schlaf-störungen	Schnarchen	→ 54
	Zahnschmerzen	→ 58		Schlaf-Apnoe-Syndrom	→ 55
Kopfschmerzen	Gehirnerschütterung	→ 12		Sodbrennen	→ 84
	FSME	→ 132	Schmerzen in der Brust	Rückenprobleme	→ 150
	Kater	→ 40		Herpes zoster	→ 110
	Kopfschmerzen	→ 42		Kreislaufprobleme	→ 44
	Fieber	→ 36	Schmerzen in Hand und Arm	Tennisellenbogen	→ 154
	Erkältung	→ 34		Karpaltunnelsyndrom	→ 142
	Sonnenstich	→ 124		Kreislaufprobleme	→ 44
	Hitzschlag	→ 124			

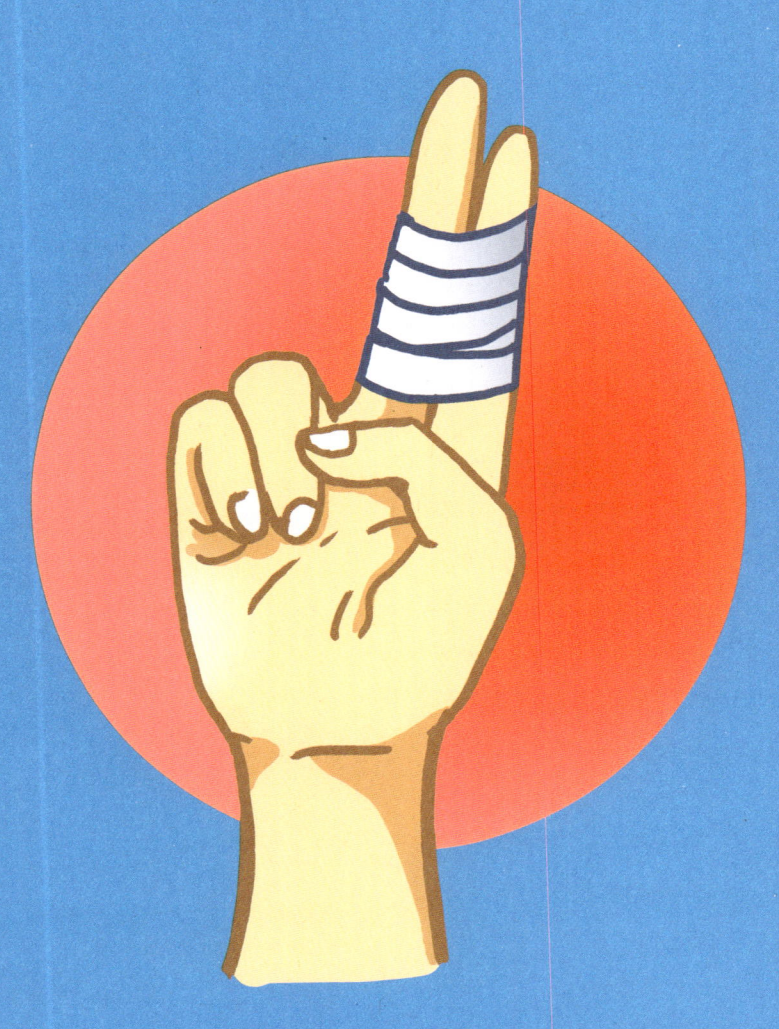

Akute Verletzungen und Erste Hilfe

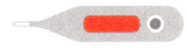

Bisswunden

Akute Verletzungen

Ja, sie wollen doch nur spielen. Doch dann wird aus Spielen doch Ernst und Sie haben einen Abdruck des Gebisses Ihres Vierbeiners in Arm, Hand oder Bein. Ob Sie einen Hunde- oder Katzenbiss haben, der auch nur ein oberflächlicher Kratzer sein kann, ist egal. Auch aus nur scheinbar oberflächlichen Verletzungen kann sich schnell deutlich mehr entwickeln als man anfangs vermutet. Die Lieblingstiere der Deutschen haben es nämlich nicht so mit der Mundhygiene.

Im Maul der Tiere können sich Bakterien prächtig halten und bei einem Biss werden die Bakterien tief unter die Haut gebracht. Dort breiten sich die Bakterien schnell aus und können schon nach wenigen Stunden ausgedehnte Infektionen des umliegenden Gewebes entwickeln. Im schlimmsten Fall entsteht daraus eine Blutvergiftung.

Insbesondere Füchse, Hunde, Katzen und Fledermäuse übertragen außerdem das Tollwutvirus. Als Hochrisikogebiete gelten Asien und Afrika. Hierzulande und auch in vielen anderen europäischen Ländern geht man davon aus, dass die klassische Tollwut nicht mehr verbreitet ist, dank der Impfung von Füchsen und Haustieren. Dies gilt allerdings nicht für die Fledermaus-Tollwut.

DAS KÖNNEN SIE SELBST TUN

Klar, am einfachsten und wirkungsvollsten schützen Sie sich, indem Sie den direkten Kontakt mit unbekannten Tieren meiden. Aber meistens verletzt man sich beim eigenen Tier. Die Verletzung sollten Sie sofort ausspülen und danach desinfizieren. Ein steriler Wundverband schützt vor weiterem Eindringen von Keimen. Einige Tage zu warten, empfiehlt sich nicht: Gehen Sie schnell zu Ihrem Hausarzt.

DAS MACHT DER ARZT

Mit einem Tierbiss sollten Sie immer zu einem Arzt gehen. Er kann entscheiden, ob der Biss direkt antibiotisch behandelt werden muss, oder ob man die Bissstelle noch beobachten kann. Er wird Ihren Impfstatus überprüfen – speziell der Tetanusschutz darf nicht älter als zehn Jahre alt sein. Falls sich die Bissstelle entzündet oder sie entzündet aussieht, müssen Sie mit einem Antibiotikum behandelt werden. Die entsprechende Extremität wird mit einer Schiene ruhiggestellt, damit sich die Keime nicht durch die Bewegung weiter im Körper verteilen. Die Bisswunde muss regelmäßig kontrolliert und gegebenenfalls chirurgisch gesäubert werden.

Achtung Tollwut: Zum Glück kommen Tollwut-erkrankungen in Mitteleuropa und speziell in Deutschland nahezu nicht mehr vor. Auf Reisen ist man dieser Gefahr aber auch heute noch ausgesetzt: Besonders gefährdete Gebiete sind Asien, Afrika und selbst das gar nicht ferne Osteuropa. Dort sind viele freilaufende Tiere infiziert. Tollwut ist eine durch Viren verursachte Infektionskrankheit. Ansteckungsgefahr besteht durch Tierbisse, vor allem von (wilden) Hunden oder Füchsen. Von der infizierten Wunde breiten sich die Viren in das Zentrale Nervensystem (Gehirn und Rückenmark) aus. Einmal an der Tollwut erkrankt, endet sie fast immer tödlich.

Grundsätzlich sind Menschen ansteckungsgefährdet, die oft Kontakt mit freilebenden Tieren haben, z. B. Jäger, Förster, Tierärzte und (Rucksack-)Touristen in entsprechenden Gebieten. Diesen Personen rät das Robert-Koch-Institut zu einer vorbeugenden Schutzimpfung.

Besteht auch nur der geringste Verdacht auf Tollwut, also gab es einen Biss von einem unbekanntem Tier mit Verdacht auf Tollwutbefall, muss der Gebissene sofort geimpft werden – egal wo auf der Welt! Selbst wenn Sie sich gerade im ländlichen China befinden und der übereifrige Hofhund Sie nicht stark verletzt hat: Suchen Sie sofort und unter allen Umständen einen Arzt auf und lassen Sie sich eine Impfung (gegen Tollwut) geben. Es reicht auf keinen Fall, damit bis zu Ihrer Rückkehr oder Ankunft in einer größeren Stadt zu warten.

Ansonsten: Der beste Schutz vor Tollwut und andern von Tieren übertragenen Krankheiten ist, sich von unbekannten Tieren möglichst fernzuhalten – seien sie auch noch so zutraulich!

Tollwut-Impfung

Geimpft wird mit einem Totimpfstoff, der sowohl vor der klassischen Tollwut als auch vor der europäischen Fledermaus-Tollwut schützt. Bekannte Nebenwirkungen sind Impfreaktionen in den ersten Tagen, beispielsweise kann sich die Einstichstelle röten und anschwellen, Magen-Darm-Beschwerden auftreten, Fieber, Kopf- und Gliederschmerzen. Mitunter schmerzen nach der Impfung die Gelenke und entzünden sich.

Sehr selten und eher nach Auffrischimpfungen kann es zu allergischen Reaktionen kommen.

Um einen vollständigen Impfschutz zu erhalten, sind drei Impfungen in drei bis vier Wochen notwendig. Auffrischungen sind je nach Risiko angeraten.

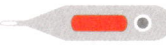

Gehirnerschütterung

Akute Verletzungen

Sie sind beim Skifahren gestürzt und dabei mit dem Hinterkopf auf die Piste aufgeschlagen. So richtig heftig war es gar nicht, aber Sie fühlen sich kurz ein wenig benommen, können aber nach ein paar Minuten Pause weiterfahren. Abends haben Sie zunehmend stärker werdende Kopfschmerzen, Ihnen ist übel und Sie müssen sich übergeben. Höchste Zeit, sich bei einem Arzt vorzustellen. Es muss geklärt werden, ob Ihr Hirn nur erschüttert worden ist (Hirnerschütterung, Commotio cerebri) oder ob eine ernsthafte Verletzung (Prellungen des Hirns oder Blutungen) Ihres Gehirns vorliegt.

Ein Schlag auf den Kopf, der Zusammenstoß mit dem Kopf z. B. beim Kopfball, der Sturz von Fahrrad oder bei kleinen Kindern der Fall vom Klettergerüst können Auslöser einer Gehirnerschütterung sein. Zu einer Gehirnerschütterung kommt es, wenn durch den Aufprall des Kopfes die Flüssigkeit, die unser Gehirn umgibt, so stark beschleunigt wird, dass die Nerven und Nervenfasern gereizt werden. Die Nervenreizung löst Kopfschmerzen, Übelkeit und Erbrechen aus. Ist der Aufprall so heftig, dass das Gehirn an den Schädelknochen anschlägt, spricht man von einer Prellung des Hirns (Contusio cerebri).

Dann kann an der entsprechenden Stelle des Gehirns eine Schwellung entstehen. Der Übergang zwischen Gehirnerschütterung und Hirnprellung ist fließend und durch die auftretenden Symptome, also Bewusstlosigkeit, Kopfschmerzen, Übelkeit und Erbrechen, nicht zu unterscheiden, da diese bei beiden Verletzungen auftreten können. Ob Sie vom Sturz beim Skifahren also eine Gehirnerschütterung oder eine Hirnprellung erlitten haben, kann nur durch ein Bild (Kernspintomografie) entschieden werden.

Aber nicht jede Prellung des Kopfes führt zu einer Gehirnerschütterung. Wenn Sie sich Kopf irgendwo anstoßen, gibt es meistens eine schmerzhafte Schwellung, die nach ein paar Tagen wieder verschwunden ist.

DAS KÖNNEN SIE SELBST TUN

Bei Kopfverletzungen ist es relativ schwierig zu entscheiden, ob man einen Arzt benötigt oder eher nicht. Wenn Sie sich unsicher sind, gehen Sie lieber einmal zu viel als zu wenig zu Ihrem Arzt. Bewahren Sie Ruhe und lassen Sie sich zum Arzt begleiten.

Für viele sportliche Aktivitäten gilt: Schützen Sie Ihren Kopf und den Ihrer Kinder mit geeigneten Helmen! Helme sind zwar mitunter lästig, sind aber der effektivste Schutz für unseren Schädel und damit unser Gehirn. Und wenn Sie Ihr Kind früh an das Helmtragen gewöhnen, ist es später eine Selbstverständlichkeit. So, wie für Sie der Gurt beim Autofahren. Tests von geeigneten Kinderhelmen finden Sie unter www.test.de. Wenn man ein bisschen sucht, findet man sicher einen Helm, der auch Ihrem Kind gefällt.

Sie selbst können als Vorbeugung gegen diese und andere Verletzungen Ihre Koordination trainieren. Stürze – im Alltag und beim Sport – entstehen häufig aus motorischer Überforderung: Stehen Sie mal beim Zähneputzen auf einem Bein, balancieren Sie über einen Balken, der Bordsteinkante oder üben Sie auf einem Wackelbrett. Das macht Spaß und in kritischen Situationen können Sie dann besser reagieren und Stürze verhindern. Das Gleiche gilt für Ihren Nachwuchs: Koordination muss gelernt werden: klettern, balancieren und dem Ball hinterherjagen sind alles Fähigkeiten, die auf Dauer Unfälle verhindern.

DAS MACHT DER ARZT

Wenn es einen Unfall mit Verdacht auf Gehirnerschütterung gab, sollten Sie immer einen Arzt aufsuchen. Gerade wenn Sie kleine Kinder haben und diese gestürzt sind, ist es nachher schwierig, zu erfragen, wie der Unfall passiert ist, ob der Kopf wirklich auf den Boden aufgeschlagen ist und wie es Ihrem Kind denn geht. Kinder können noch keine zuverlässigen Angaben machen, ob sie Kopfschmerzen haben oder ob ihnen übel ist! Gehen Sie bei Zweifeln zum Kinderarzt.

Sie selber müssen auf jeden Fall zum Arzt, wenn Sie:
- bewusstlos waren,
- erbrechen müssen,
- starke Übelkeit haben,
- Erinnerungslücken haben, also bestimmte Dinge vor dem Unfall nicht erinnern,
- Sprachstörungen haben,
- starke Schwindelgefühle haben,
- zunehmende Kopfschmerzen haben.

Auch hier gilt: Wenn Sie Zweifel haben, gehen Sie lieber zum Arzt. Für jeden Laien ist es schwierig abzugrenzen, sind das noch leichte Kopfschmerzen oder doch schon schwere, ist das normale Übelkeit oder schon auffällige Übelkeit?

Ihr Arzt wird Sie gründlich untersuchen und gegebenenfalls ein Bild von Ihrem Gehirn (Kernspintomografie) machen lassen. Je nach Diagnose dürfen Sie dann entweder wieder nach Hause oder müssen zur Beobachtung und Behandlung ins Krankenhaus.

Achtung: Wenn Sie bewusstlos waren und Sie sich schlecht fühlen, sollten Sie einen Notarzt rufen. Und bitte fahren Sie nach einem Unfall mit Bewusstlosigkeit auf keinen Fall selbst Auto!

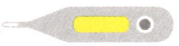

Platz-, Schürf-, Schnittwunde

Platsch, da liegt Ihr Kind auf dem Boden. Gerade erst das Schaukelpferd erklommen und jetzt mit dem Kopf voran wieder runter. Das Schreien ist schon beängstigend genug, aber die stark blutendende Platzwunde am Kopf lässt Sie in Panik ausbrechen. Auch später sind Platzwunden, gerade bei Spaß, Sport und Spiel, ziemlich häufig. Was zuerst beängstigend aussieht, ist glücklicherweise oft schnell wieder geflickt und vergessen. Oder einmal auf dem Tennisplatz ausgerutscht, schon haben Sie eine Schürfwunde am Knie. Oft sind Schürfwunden auch verschmutzt – Platzbelag, Asphaltkörnchen. Schürfwunden sind schmerzhaft, weil neben der Oberhaut und kleinen Blutgefäßen auch Nervenenden verletzt werden.

Schnittwunden ziehen Sie sich in der Küche, beim Handwerken oder im Garten zu. Sie bluten im Gegensatz zu Schürfwunden viel stärker. Durch den Schnitt in die Tiefe werden größere Blutgefäße durchtrennt.

Fingerkuppenpflaster: So zugeschnitten, passt es am besten.

DAS KÖNNEN SIE SELBST TUN

Je nach Verletzung sind unterschiedliche Maßnahmen zu ergreifen. Bei allen müssen Sie zuerst in den Impfpass schauen: Liegt die letzte Tetanus-Impfung länger als zehn Jahre zurück? Dann schnell zum Arzt!

Platzwunde: Versuchen Sie, den Verletzten zu beruhigen (und sich selbst auch). Das Blut macht dem Betroffenen schon genug Angst, verstärken Sie das nicht noch. Decken Sie die Wunde am besten mit einem sterilen Tuch aus dem Verbandskasten ab. Blutet die Wunde sehr stark, können Sie einen Druckverband anlegen. Über dem Verband können Sie mit Kühlelementen oder Cool-Packs die Stelle kühlen. Dann: Ruhig Blut und ab zum Arzt!

Schürfwunde: Reinigen Sie die Wunde unter fließendem Wasser, desinfizieren Sie sie danach mit einem Antiseptikum. Haben Sie eine Schürfwunde, decken Sie diese dann mit einer Fettgaze ab. Fettgaze gibt es unter diesem Namen in der Apotheke zu kaufen und gehört in die Hausapotheke. Sie ist mit einer dünnen Paraffinschicht überzogen und verhindert, dass sich der Verband mit der Wunde verklebt. So ist der Verbandswechsel schmerzloser und die Wunde heilt schneller.

Impfung gegen Wundstarrkrampf (Tetanus)

Kinder: Eine Impfung gegen Wundstarrkrampf (Tetanus) ist für alle gesunden Kinder sinnvoll. Geimpft wird mit einem Totimpfstoff, der zu einem nahezu kompletten Impfschutz führt. Manchmal kommt es nach der Impfung zu einer Schwellung und Rötung an der Stichstelle, zu Magen-Darm-Beschwerden, Fieber oder einer Infektion der oberen Atemwege. Komplikationen durch die Sechsfachimpfung, mit der die meisten Kinder geimpft werden, sind sehr selten. Werden 10 000 Kinder geimpft, kommt es bei einem Impfling zu einem meist folgenlosen Fieberkrampf. Sehr selten ist auch ein sich schnell zurückbildender schockähnlicher Zustand möglich. Empfohlen werden vier Impfungen im ersten Lebensjahr und Auffrischungen vor Schuleintritt und als Jugendliche.

Erwachsene: Die Impfkommission rät Erwachsenen alle zehn Jahre zu einer Auffrischungsimpfung gegen Tetanus: Ein kleiner Piekser, der kaum wehtut.

Schnittwunde: Auch bei einer Schnittwunde sollten Sie einen lockeren Verband zum Schutz der Wunde anlegen. Normalerweise stoppt die Blutung spätestens nach vier Minuten. Nehmen Sie gerinnungshemmende Medikamente, wie Azetylsalizylsäure oder Phenprocoumon ein, ist die Blutungszeit deutlich verlängert. Können Sie die Blutung nicht stoppen oder können Sie den Finger nicht mehr richtig bewegen, müssen Sie zum Arzt. Neben den Blutgefäßen können Sie schlimmstenfalls eine Sehne durchtrennt haben.

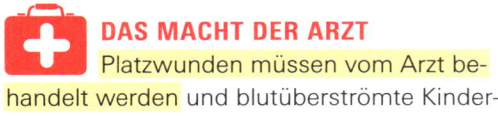

DAS MACHT DER ARZT

Platzwunden müssen vom Arzt behandelt werden und blutüberströmte Kinderköpfe werden Sie daran nicht zweifeln lassen. Der Arzt reinigt und desinfiziert die Wunde und entscheidet, ob er die Wunde mit ein paar Stichen nähen muss oder ob ein paar Klebestreifen und ein Verband ausreichen. Wichtig ist, ob Ihr Kind bewusstlos war und wie es sich verhält. Bewusstlosigkeit und Erbrechen sprechen für eine Gehirnprellung. Dann kann es notwendig sein, dass Ihr Kind eine Nacht im Krankenhaus beobachtet wird. Ist es nur eine Platzwunde, müssen Sie Ihr Kind nur bei starken Kopfschmerzen und Erbrechen wieder dem Arzt vorstellen.

Falls bei einem Schnitt eine Sehne durchtrennt wurde, muss der Arzt die Sehne wieder nähen oder den Finger schiener.

AUTSCH, DAS WAR ZU HEISS
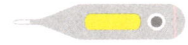
Verbrennungen

Wem ist das nicht schon passiert – die Kaffee-tasse kippt, man will sie auffangen und statt-dessen läuft einem die kochend heiße Brühe über die Hand. Kleine Verbrennungen treten im Alltag relativ häufig auf. Oft ist heißes Wasser oder Wasserdampf der Grund. Aber auch der Griff auf die heiße Herdplatte oder nach einem Pfannenstiel können Verbrennun-gen verursachen. Großflächige Verbrennun-gen sind eher selten und können bei Brand-unfällen auftreten. Bei Kleinkindern sind auf-grund der geringen Körperoberfläche auch kleinere Verbrennungen oft lebensbedrohlich. Man unterscheidet drei Schweregrade:

Verbrennungen ersten Grades verursachen Rö-tung, Schwellung und Schmerzen. In diesem Stadium ist nur die obere Hautschicht ge-schädigt. Eine vollständige Heilung ohne Nar-benbildung ist möglich.

Bei Verbrennungen zweiten Grades bilden sich Blasen. Die Haut ist teilweise zerstört. Bei tie-feren Verbrennungen zweiten Grades ist eine Narbenbildung möglich. Das Gefühlsemp-finden ist nicht beeinträchtigt, deshalb ist eine solche Verbrennung immer auch mit Schmer-zen verbunden.

Verbrennungen dritten Grades: Im dritten Stadi-um der Verbrennung ist die Haut bis auf die Unterhaut völlig zerstört. Das Schmerzemp-finden ist nicht mehr vorhanden, da die Schmerzsensoren in der Haut zerstört wur-den. Die Heilung erfolgt hier immer unter Nar-benbildung.

DAS KÖNNEN SIE SELBST TUN
Leichte Verbrennungen, bei denen sich die Haut nur rötet, kann man selbst ver-sorgen. Die Kühlung steht im Vordergrund. Durch die Hitze ist die Haut und das darunter-liegende Gewebe erwärmt worden. Diese Wärme wird weitergeleitet. So kann sich qua-si im Nachhinein das geschädigte Hautareal noch vergrößern. Kühlen Sie die Haut mit kühlem Leitungswasser (ca. 20 °C). Wesent-lich kältere Temperaturen oder Eis sind un-günstig, da sie zusätzlich einen Kälteschaden verursachen können. Kühlen Sie etwa 20 Mi-nuten lang. Wenn die Haut nicht verletzt ist, können Sie nach dem Kühlen eine Brandsalbe auftragen. Hausmittel wie Mehl, Zahnpasta, Öl, Kartoffelscheiben oder Desinfektionsmittel haben auf Brandwunden nichts zu suchen! Insbesondere wenn die Haut verletzt ist, soll-ten Sie die Wunde nur schützen und sauber

halten. <mark>Große Brandblasen selbst zu öffnen ist gefährlich, zu schnell dringen Keime ein!</mark>

DAS MACHT DER ARZT
Verbrennungen, die größer sind als die eigene Handfläche und alle Verbrennungen ab Stadium 2, d. h. Verbrennungen mit Blasenbildung, müssen vom Arzt behandelt werden. Es besteht die Gefahr, dass sich die Blasen entzünden und es zu einer Infektion kommt. <mark>Bei Verbrennungen, die mehr als 15 % der Körperoberfläche betreffen – bei Kindern 10 % (z. B. der gesamte Arm) –, sollte der Notarzt gerufen werden.</mark>

11 Regeln: So schützen Sie Ihre Kinder vor Verbrennungen

1 Feuerzeug und Streichhölzer kindersicher aufbewahren.

2 Schieben Sie Tassen und Töpfe mit heißem Inhalt in die Tischmitte. Die Reichweite von Kinderarmen wird oft unterschätzt – probieren Sie es mit einem kalten Getränk einmal aus.

3 Achten Sie darauf, dass Stromkabel von Bügeleisen, Wasserkocher etc. für Kinder nicht erreichbar sind.

4 Verzichten Sie auf Tischdecken.

5 Drehen Sie die Griffe von Töpfen und Pfannen beim Kochen nach hinten.

6 Sichern Sie den Herd mit einem Gitter.

7 Verwenden Sie für Badewasser eine Mischbatterie. Nie zuerst heißes Wasser einlassen. Kontrollieren Sie die Wassertemperatur vor dem Bad.

8 Rühren Sie die Speisen und Flüssigkeiten, die Sie mit einer Mikrowelle warm gemacht haben, um. Ansonsten besteht die Gefahr, dass manche Stellen nur lauwarm und andere kochend heiß sind.

9 Bevor Sie ihr Kind füttern, sollten Sie immer die Temperatur von Milchflaschen und Brei überprüfen.

10 Essen und trinken Sie nichts Heißes, solange Ihr Kind auf Ihrem Schoß sitzt.

11 Lassen Sie Kinder nie unbeaufsichtigt in der Nähe von Feuer und Kerzen.

Hilfe, Infos und Links zum Thema gibt es bei Paulinchen – Initiative für brandverletzte Kinder e. V., Segeberger Chaussee 35, 22850 Norderstedt, kostenlose Hotline 0800 0 112 123, E-Mail: info@paulinchen.de, www.paulinchen.de

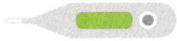

Prellungen

Akute Verletzungen

Wenn Sie viel Sport treiben, haben Sie sicher schon Bekanntschaft mit einer Prellung gemacht. Ein heftiger Gegnerkontakt z. B. beim Gerangel um den Ball und schon ist die Schwellung und der blaue Fleck da. Der „Pferdekuss" – Knie rammt Oberschenkel – ist ein typischer Auslöser für diese schmerzhafte Schwellung der Muskulatur. Bei der Prellung reißen kleine Blutgefäße in der Muskulatur ein, es kommt zum Bluterguss (Hämatom). Die Bewegungen sind in den nächsten Tagen etwas eingeschränkt. Aber Sie können sich nicht nur die Muskulatur prellen, sondern auch Knochen und Gelenke, was leider oft noch schmerzhafter ist.

Muskel-Prellung: Bei der Muskel-Prellung bildet sich eine Schwellung durch einen Bluterguss zwischen einzelnen Muskelfasern. Das tut heftig weh und bedeutet Bewegungseinschränkungen oder Schmerzen für einige Tage. Typisch ist der Bluterguss auf Oberschenkel oder Oberarm.

Gelenk-Prellung: Sehr schmerzhaft sind Gelenkprellungen. Besonders häufig sind Ellenbogen-, Knie- und Sprunggelenk betroffen. Durch kleine Einblutungen entsteht ein Erguss im Gelenk. Sie können das Gelenk danach für einige Zeit nicht richtig bewegen. Selbst Nicht-Sportler kennen sicher die Prellung im Ellenbogengelenk (Musikantenknochen), die meist nur kurz schmerzt und keine langfristigen Nachwirkungen hat.

Knochen-Prellung: Solche Prellungen können beispielsweise am Schienbein auftreten, wo der Knochen nur von einer dünnen Hautschicht bedeckt wird. Tritt jemand gegen das Schienbein, schmerzt es ziemlich, da die Knochenhaut viele Nerven enthält und daher sehr sensibel ist. Die gute Nachricht: Dieser starke Schmerz gibt sich nach wenigen Minuten.

DAS KÖNNEN SIE SELBST TUN
Wie bei vielen Sportverletzungen sollten Sie nach dem PECH-Schema (siehe S. 145) vorgehen. Das heißt: Brechen Sie Ihren Sport oder die jeweilige Aktivität wenn möglich sofort ab. Kühlen Sie die geprellte Stelle, machen Sie einen Druckverband und lagern Sie die betroffene Stelle anschließend hoch. Je schneller Sie die Maßnahmen durchführen, desto geringer werden die Beschwerden ausfallen und desto schneller bilden sie sich wieder zurück.

DAS MACHT DER ARZT

Die gute Nachricht ist: ==Die meisten Prellungen sind nach ein paar Tagen wieder verschwunden,== der Schmerz ist auch weg und Sie können sich wieder unbeschwert bewegen.

Bei ausgedehnten Hämatomen kann es dazu kommen, dass die Schwellung die Durchblutung behindert. Die Folge ist, dass beispielsweise bei einem ausgedehnten Hämatom in der Wade die Durchblutung im Fuß eingeschränkt ist. Durch die massive Druck-steigerung innerhalb des Muskels kann es zur Schädigung von Muskelgewebe, Durchblutungsstörungen und Nervenfasern kommen.

==Bemerken Sie ein beispielsweise eine massive Verhärtung Ihrer Wade und haben den Eindruck, dass Ihr Fuß nicht mehr richtig durchblutet wird (blau wird und sich kalt anfühlt), müssen Sie Ihren Arzt aufsuchen.== Gegebenenfalls ist es dann notwendig, dass der Bluterguss operativ entfernt wird, damit die Durchblutung wieder hergestellt wird.

Homöopathie – Beweise nein, Hinweise ja

Mal einen Versuch wert: Bei einer harmlosen Verletzung wie den hier beschriebenen Prellungen (die in der Regel schnell von selbst heilen und verschwinden) können Sie versuchen, ob Ihnen zusätzlich die in der homöopathischen Behandlung angeratene Einnahme von Arnica D12 hilft. Zunächst nehmen Sie es drei- bis fünfmal alle 10 Minuten ein, dann stündlich.

Im Ernstfall lieber auf Nummer sicher: Bei ernsthaften Erkrankungen und Störungen raten wir von homöopathischen Behandlungen ab: Zwar gibt es Hinweise für eine therapeutische Wirksamkeit von homöopathischer Behandlung im Einzelfall bei einigen Erkrankungen (www.test.de), aber als allgemeines Konzept ist die Homöopathie zur Behandlung von Krankheiten und Störungen nicht geeignet. Aus wissenschaftlicher Sicht fehlen schlicht und einfach die Beweise für die Wirksamkeit. Lassen Sie sich also im Ernstfall und um keine Zeit zu verlieren stets zunächst schulmedizinisch untersuchen und behandeln.

Sagen Sie Bescheid: Wenn Sie Homöopathie ergänzend oder unterstützend bei einem (anderen) Arzt oder Heilpraktiker wählen, muss der behandelnde Arzt das wissen. Um Nebenwirkungen zu minimieren, müssen diese (wie auch alle anderen) Behandlungsansätze bekannt sein.

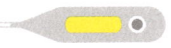

Verstauchungen und Bänderriss

Akute Verletzungen

Einmal vertreten und schon schwillt das Fußgelenk an, tut höllisch weh und lässt sich kaum noch bewegen. Ist es nur eine Verstauchung oder ist sogar ein Band gerissen, fragen Sie sich. Nicht nur bei Sportlern kommen Verstauchungen und Bänderrisse am Sprunggelenk vor. Auch scheinbar nur leichtes Umknicken, beispielsweise wenn Sie noch schnell die Straßenbahn erreichen wollen und die Bordsteinkante übersehen, kann zu schmerzhaften Verstauchungen und Bänderrissen im Sprunggelenk führen.

Grundsätzlich können Sie Verstauchungen in allen Gelenken bekommen. Je nach Bewegung sind verschiedene Gelenke gefährdet: Verstauchungen in den Finger- und Handgelenken kommen häufig beim Skifahren vor, beim Springen ist meistens das Sprunggelenk betroffen und Fußballer verstauchen sich am häufigsten die Knie. Bei der Verstauchung werden die Bänder und Muskelfasern schmerzhaft überdehnt und kleine Blutgefäße können einreißen. So kommt es dann zu dem eindrucksvollen Bluterguss. Bei zu starker Überdehnung kommt es zum gefürchteten Bänderriss – häufig begleitet von einer Verletzung der Gelenkkapsel oder im schlimmsten Fall einem Knochenbruch.

DAS KÖNNEN SIE SELBST TUN

Sind Sie umgeknickt und ist das Gelenk schmerzhaft geschwollen, ist es schwierig, selbst zu entscheiden, ob dort etwas gerissen, gebrochen oder nur überdehnt ist. Manchmal sind Knochenbrüche vorhanden, obwohl es sich gar nicht so schlimm anfühlt, und manchmal ist man vor lauter Schmerz überzeugt, dass etwas kaputt ist, und es stellt sich bei der Untersuchung heraus, dass glücklicherweise alles okay ist. Auch wenn es umständlich ist, gehen Sie lieber zum Arzt. Er wird Ihr Gelenk untersuchen und dann je nach Befund eine Röntgenuntersuchung oder eine Kernspintomografie durchführen lassen.

Für die Erstversorgung gilt auch hier, wie bei anderen „stumpfen" Verletzungen (z. B. bei Zerrungen), das PECH-Schema (siehe S. 145). Um weitere Schäden zu verhindern, sollten Sie Ihre Aktivität sofort einstellen. Und dann: Kühlen, kühlen und nochmals kühlen. Dadurch verengen sich die Blutgefäße, die Entzündungsreaktion wird gestoppt, es tritt weniger Flüssigkeit ins umliegende Gewebe aus und eine übermäßige Schwellung und ein schmerzhafter, langwieriger Bluterguss können vermieden werden. Letztlich werden so auch die Schmerzen erträglicher und die

Zwangspause kürzer. Aber übertreiben Sie es mit dem Kühlen nicht: Nach 10 Minuten sollten Sie eine Pause einlegen, ansonsten können sich die Gefäße als Gegenregulation wieder weiten. Verwenden Sie sogenannte Cool-Packs, Eiswürfel, in einen Waschlappen gesteckt und zerkleinert, oder Erbsen aus dem Eisfach.

Um die betroffene Stelle zu komprimieren, also vor weiterer Schwellung zu schützen, sollten Sie einen Druckverband anlegen. Dazu wickeln Sie eine elastische Binde mit leichter Vorspannung ums Gelenk. Am effektivsten ist es, wenn Sie den Druckverband mit dem Kühlen kombinieren. Sie können die betroffene Stelle gut durch den Druckverband hindurch kühlen – dadurch ist die Gefahr einer Erfrierung deutlich geringer. Zu guter Letzt lagern Sie Ihren Fuß hoch – auch das verringert Einblutung und Schwellung.

Häufiges Umknicken im selben Gelenk kann ein Zeichen sein, dass Ihre Bänder die nötige Spannung verloren haben. Ihr Gelenk ist dann mehr oder weniger instabil und neigt dazu, bei Belastung erneut umzuknicken und so noch instabiler zu werden; weitere Verletzungen drohen. Sie sollten Ihr Gelenk durch spezielle Übungen und Muskelaufbau stabilisieren. Auch Bandagen vor sportlicher Aktivität können Ihr Gelenk schützen. Aber auf Aktivitäten mit hohem „Umknickpotenzial" sollten Sie in Zukunft besser verzichten, um das Gelenk nicht weiter zu gefährden.

Achtung: In den ersten 24 Stunden gehört keine Wärme auf die verletzte Stelle, da dies die Gefäße öffnet und so die Schwellung verstärken würde.

DAS MACHT DER ARZT

Zeigt sich bei der ärztlichen Untersuchung, dass nichts weiter verletzt wurde, verschreibt er Ihnen Medikamente, die Schwellung und Schmerzen vermindern. Nach ein paar Tagen geht die Schwellung wieder zurück, die Schmerzen lassen nach und Sie können Ihr Gelenk wieder normal belasten.

Sollte sich aber herausstellen, dass Sie einen Bänderriss haben, ist in den meisten Fällen eine vorübergehende Ruhigstellung im Gips oder in einer stabilisierenden Bandage (Aircast) ausreichend. Nur bei ausgedehnten und funktionseinschränkenden Bandverletzungen ist eine Operation notwendig. Ist allerdings der Knochen mit verletzt, ist eine Operation fast immer unumgänglich. Nach der Operation müssen Sie Ihr Gelenk über eine längere Zeit schonen – die Krücken werden dann erst mal Ihr standfester Begleiter. Die Belastung nach einer solchen Verletzung erfolgt dann langsam und stufenweise. Durch Physiotherapie stärken Sie Ihre geschwächte Muskulatur und fördern die eingeschränkte Beweglichkeit. Ist alles gut verheilt, gibt Ihr Arzt grünes Licht und Sie können wieder richtig durchstarten.

Erste Hilfe

Es gibt verschiedene Verletzungen, Ereignisse und Unfälle, in denen die betroffene Person sofort Hilfe braucht. In den folgenden Fällen dürfen Sie nicht auf den Arzt warten, sondern müssen sofort selbst aktiv werden. Wir sagen Ihnen, was zu tun ist,

BEI HERZSTILLSTAND: SO RETTEN SIE LEBEN

Wenn das Herz plötzlich stillsteht, bleiben nur wenige Minuten. Durch schnelles Reagieren können Sie Leben retten.

Viele Menschen wissen nicht, was sie tun sollen, wenn sie Zeugen eines Notfalls werden. Sie haben Berührungsängste und fürchten, Fehler zu machen. Studien aber zeigen, dass viel mehr Patienten überleben, wenn Laien sofort mit der Wiederbelebung beginnen. Eine Herzdruckmassage erhöht die Überlebenschancen deutlich. Das vorrangige Ziel der Wiederbelebung ist die Wiederherstellung eines Minimalkreislaufs, um die Organe mit sauerstoffhaltigem Blut zu versorgen. Die Herzdruckmassage kann diesen Kreislauf anstoßen. Ohne Wiederbelebung wird die Zeit dagegen knapp. Das Gehirn nimmt schon nach drei bis fünf Minuten ohne Herzschlag irreversiblen Schaden. Notarzt oder Rettungs-

sanitäter treffen oft erst nach 10 Minuten oder später ein.

Minimalkreislauf aufbauen: Wenn Sie einen Notfall beobachten, sollten Sie erst den Notarzt rufen (Telefon 112) und dann selbst helfen.

1 **Ansprache:** Prüfen Sie zunächst, ob der Betroffene noch reagiert. Sprechen Sie ihn an, rütteln Sie sanft an seiner Schulter und prüfen Sie seine Atmung. Das sollte nicht

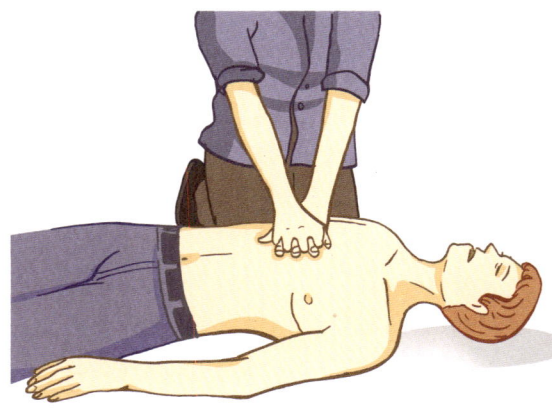

Reanimation: 30-mal drücken, 2-mal Atemspende – das können Sie auch!

länger als 10 Sekunden dauern. Auf eine Pulskontrolle können Sie verzichten. Ist der Betroffene bewusstlos und atmet nicht, müssen Sie schnell reagieren.

2 In Rückenlage bringen: Legen Sie den Bewusstlosen auf den Rücken. Achten Sie auf eine harte Unterlage, etwa den Fußboden. Machen Sie den Brustkorb frei und beginnen Sie sofort mit der Herzdruckmassage.

3 Positionieren Sie sich: Knien Sie seitlich neben dem Bewusstlosen, legen Sie einen Handballen auf die Mitte des Brustkorbs (siehe Abbildung). Sie fühlen dort automatisch die untere Hälfte des Brustbeins. Dahinter sitzt das Herz. Bei der Druckmassage wird es zwischen Brustbein und Wirbelsäule zusammengedrückt. Legen Sie Ihren zweiten Handballen auf den ersten und strecken Sie die Finger beider Hände nach oben.

4 Herzdruckmassage beginnen: Drücken Sie den Brustkorb des Patienten mit gestreckten Armen vier bis fünf Zentimeter tief ein. Drücken Sie schnell und kräftig – etwa zweimal pro Sekunde. Setzen Sie dabei Ihr gesamtes Körpergewicht ein – nicht nur mit den Armen arbeiten, das erschöpft Sie zu schnell.

5 Beatmen: Nach 30-mal Drücken auf den Brustkorb legen Sie zwei kurze Atemspenden ein. Mund-zu-Nase- oder Mund-zu-Mund-Beatmungen für jeweils eine Sekunde. Dann sofort weiter mit der Herzdruckmassage. Die ist das Wichtigste. Auf die Beatmung können Sie zur Not verzichten. Wer Probleme mit der Beatmung hat, ruft dafür einen zweiten Helfer heran.

6 Nicht aufhören: Stoppen Sie die Herzdruckmassage erst, wenn sich der Patient bewegt oder die Augen öffnet. Ansonsten weitermachen, bis der Notarzt kommt. Der setzt meist einen Defibrillator ein, um das Herz per Elektroschock wieder in Takt zu bringen.

Helfen ohne Scheu: Helfen Sie in Notsituationen ohne Scheu. Die Herzdruckmassage gelingt auch Laien. Der Nutzen ist in jedem Fall größer als der Schaden, den Sie anrichten können. Wer zu ungestüm drückt, kann dem Patienten zwar die Rippen brechen, aber die heilen wieder. Bei der Herzdruckmassage geht es um Leben und Tod. Ohne Wiederbelebung wacht der Patient nicht wieder auf.

Erste-Hilfe-Kurs für Angehörige: Wenn Sie im Notfall sicher helfen wollen, belegen Sie am besten einen Erste-Hilfe-Kurs. Große Hilfsorganisationen – aber auch Hausärzte – bieten Kurse an, in denen Sie die Handgriffe üben können. Für die Angehörigen von Herzpatienten fast eine Pflicht. 85 % der Notfälle passieren zu Hause.

BEI BEWUSSTLOSIGKEIT:
VOR DEM ERSTICKEN BEWAHREN

Bei Bewusstlosigkeit oder starker Bewusstseinseintrübung sollte der Betroffene in die stabile Seitenlage gebracht werden. Rufen Sie sofort den Notarzt (Telefon 112) und bringen den Patienten danach in die stabile Seitenlage. Diese Standardmaßnahme unter den lebensrettenden Sofortmaßnahmen macht die Atemwege frei und verhindert ein Ersticken an Erbrochenem, Blut, Speichel oder der eigenen Zunge.

1 **Arme positionieren:** Knien Sie sich seitlich neben die auf dem Rücken liegende Person und legen ihren auf Ihrer Seite befindlichen Arm (also den linken, wenn Sie auf der linken Seite knien) angewinkelt nach oben, so dass die Handfläche nach außen zeigt.

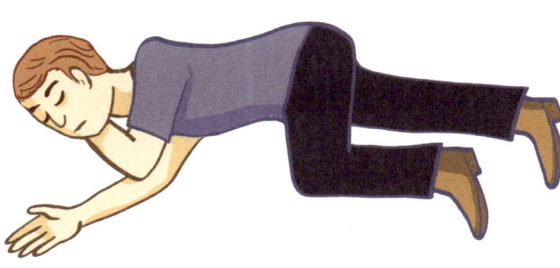

Stabile Seitenlage: So stellen Sie sicher, dass die Atemwege frei bleiben.

2 **Arme positionieren:** Danach greifen Sie den von Ihnen entfernten Arm (in diesem Fall den rechten), kreuzen ihn vor der Brust und legen die Handoberfläche an die linke Wange. Halten Sie die Hand dort fest.

3 **In die Seitenlage bringen:** Ergreifen Sie den fernen (rechten) Oberschenkel der Person und ziehen ihn zu sich, sodass die Person auf der Seite zu liegen kommt. Beugen Sie den Oberschenkel dabei und richten ihn im rechten Winkel vor dem Körper der Person aus.

4 **Kopf positionieren:** Neigen Sie den Kopf der Person nach hinten, um die Atemwege frei zu halten. Öffnen Sie dann leicht den Mund.

5 **Zudecken:** Damit die Person bis zum Eintreffen des Notarztes nicht auskühlt, sollte sie zugedeckt werden. Am besten geeignet ist eine spezielle Rettungsdecke aus dem Erste-Hilfe-Kasten. Kontrollieren Sie die Atmung regelmäßig.

BEIM ERTRINKEN:
RETTEN AUS DEM WASSER

Zwar ertrinken auch Erwachsene – häufig durch Selbstüberschätzung und unter Alkoholeinfluss – aber in der Skala tödlicher Unfälle bei Kindern folgt der Ertrinkungs- direkt auf den Verkehrsunfall. Dabei sind 20 % der Betroffenen Kinder jünger als fünf Jahre.

Obwohl Kinder am häufigsten betroffen sind, gelten folgende Maßnahmen auch bei Erwachsenen:

1 **Bergen:** Sofort und als Erstes über den Notruf (Telefon 112) ärztliche Hilfe anfordern.
Aus dem Wasser: Die Person muss so schnell wie möglich aus dem Wasser. Wichtig ist, dass der Kopf über die Wasseroberfläche kommt. Sie sollten die Rettung nur versuchen, wenn Sie selber schwimmen können und sich nicht selber in Gefahr bringen (z. B. reißender Fluss, extrem kaltes Gewässer im Winter).
Rufen Sie laut um Hilfe: Es kann ohne fremde Hilfe sehr schwierig sein, eine Person aus dem Wasser zu bergen.
Atemwege frei machen: Öffnen Sie den Mund der Person und entfernen mögliche Fremdkörper. Wenn die Person – auch nur schwach – noch selbst atmet, bringen Sie sie in die stabile Seitenlage (siehe S. 24).

2 **Beatmen:** Wenn die Person nicht mehr atmet, beginnen Sie sofort mit der Beatmung. Setzen Sie diese so lange fort, bis die Person wieder von selbst atmet.

3 **Herzmassage:** Wenn Sie keinen Puls feststellen können, beginnen Sie auch mit der Herzdruckmassage (siehe S. 22). Setzen Sie Beatmung und Herzmassage so lange fort, bis Atmung und Kreislauf wieder von alleine arbeiten

4 **Lagerung:** Legen Sie trockene Kleidungsstücke oder Handtücher unter die Person, entfernen Sie nasse Kleidung, trocknen Sie sie vorsichtig ab und decken Sie sie mit einem Kleidungsstück oder einer Decke zu. Versuchen Sie nicht, die Person schnell zu erwärmen. Wichtig ist zunächst, dass die Person nicht weiter auskühlt.

5 **Durchhalten:** Geben Sie nicht zu schnell auf! Es sind Fälle beschrieben, in denen Personen, die länger als eine Stunde unter Wasser waren, überlebt haben. Die Prognose, ein Beinaheertrinken zu überstehen, ist erstaunlich gut. Wichtig ist, dass die richtigen Erste-Hilfe-Maßnahmen ohne Verzögerung begonnen und lange genug durchgehalten werden.

6 **Krankenhaus:** Jede Person, die beinahe ertrunken wäre, muss im Krankenhaus ärztlich überwacht werden!

BEI VERGIFTUNGEN: NOTFALLSET ALS SCHNELLE HILFE

Meistens sind Kinder von Vergiftungen betroffen. Spülmaschinenpulver, Spülmittel, Entkalker, Rohrreiniger, Schädlingsbekämpfungsmittel, Medikamente sind eine potenzielle Gefahr für die Kleinen.

Gut, wenn Sie in solchen Situationen ein Notfallset parat haben, was schnelle Hilfe verspricht. Das können Sie vorsorglich in der Apotheke für ungefähr 15 Euro kaufen. Das

Notfallset ist eine unspektakuläre Falt-
schachtel mit:

□ dick aufgedruckter **Notrufnummer** für den
schnellen Expertenrat aus der Giftnotrufzentrale (oder Handy mit App siehe unten unter Service),

□ 20 Gramm **Aktivkohle** aus der Apotheke zur
Entgiftung. Es muss pulverisierte Aktivkohle sein, keine Compretten! Die auf-
zulösen erfordert zu viel Zeit. Aktivkohle
muss luftdicht verschlossen sein (in einem
Glas, Blechbehälter, verschweißter Folie),

□ 30 Milliliter des **Entschäumers** Dimeticon
(Handelsnamen dafür sind beispielsweise
Sab® Simplex, Elugen®, Lefax®), das es bereits in vielen Hausapotheken als Mittel gegen schmerzhafte Blähungen von Säuglingen gibt.

□ einer **Anleitung** zum Umgang mit Betroffenen von Vergiftungen, bei Ver-
ätzungen oder nach Einnahme seifenhalti-
ger Mittel.

Wenn Sie ein solches Notfallset zu Hause haben, können Sie im Kontakt mit der Spezialis-
tin oder dem Spezialisten aus der Giftnotrufzentrale die Notfallmedikamente rasch und
gezielt einsetzen.
Wenn schäumende Haushaltsmittel die
Ursache waren, kommt der Entschäumer zum
Einsatz. Handelt es sich um eine Vergiftung,
wird Aktivkohle gegeben.

Giftnotruf: Für den Giftnotruf gibt es ein bun-
desweit einheitliches Schema:
Ortsvorwahl + 19 2 40

So gehen Sie bei Vergiftungsunfällen vor:

1 **Ruhe bewahren:** Nicht aufregen, nicht
schimpfen, keine Gewalt anwenden!

2 **Trinken:** Tee, Wasser oder Saft zu trinken
geben (keine Milch)!

3 **Kein Erbrechen auslösen:** Auch wenn Sie es
sonst irgendwo gelesen haben: Kein Salzwasser geben!

4 **Bei ätzender Substanz oder Flüssigkeit:** Lassen Sie Ihr Kind ein Glas Wasser trinken.

5 **Giftrufnotdienst anrufen:** Der Notruf möchte
wissen: Was und wie viel wurde einge-
nommen? Wann und wo? Wie alt ist das
Kind? Wie geht es ihm? Was wurde bereits unternommen? Wer meldet den Unfall (Rückrufnummer nennen)?

6 Erhalten Sie beim Notruf den Rat, ein **Entschäumungsmittel** zu geben: Ein Teelöffel
reicht, nicht mit anderen Mitteln mischen.
Genügt als Therapie bei schäumenden
Handspülmitteln, Vollwaschmitteln, Seifen
und Allzweckreinigern.

7 Erhalten Sie beim Notruf den Rat, **Aktivkohle** zu geben: Lösen Sie zwei Beutel à
5 Gramm in einem Glas Wasser auf, dafür

Vergiftungen vorbeugen

Gefahren erkennen: Versetzen Sie sich in die Körpergröße Ihrer Kinder und laufen Sie so durch die Wohnung.

Sicher verstauen: Verstauen Sie Medikamente und Haushaltschemikalien in hohen Schränken – besonders Rohrreiniger und Desinfektionsmittel.

Kindersicherungen: Versehen Sie Schränke in Kinderhöhe mit Kindersicherungen.

Nichts umfüllen: Füllen Sie niemals Chemikalien und Reinigungsmittel in Getränkeflaschen oder Gläser um.

Zigaretten: Niemals herumliegen lassen!

Giftige Pflanzen: entfernen, z. B. Oleander, Goldregen, einige Rhododendronarten.

bitte gut umrühren, den Betroffenen die Lösung trinken lassen.

8 **Aufheben:** Machen Sie eine Kopie dieser Tipps und legen Sie sie in Ihr Notfallset!

Notfall-App: Das Bundesinstitut für Risikobewertung (BfR) bietet die kostenlose App „Vergiftungsunfälle bei Kindern" an. Im Notfall erfahren Betroffene schnell, welches Vergiftungsbild Chemikalien, Medikamente oder Pflanzen haben und welche Erste-Hilfe-Maßnahmen notwendig sind. Ein Anruf bei einem Giftinformationszentrum ist direkt aus der App möglich.

BEIM HERZINFARKT: SOFORT DEN NOTARZT RUFEN!

Schmerzen in der Brust, im linken Arm, Atemnot und Todesangst sind ziemlich deutliche Zeichen für einen Herzinfarkt. Aber auch nur leichte Schmerzen im Brustbereich oder plötzliches Engegefühl nach körperlicher Belastung können ein Hinweis sein. Beim leisesten Verdacht, dass ein Herzinfarkt vorliegen könnte, sollten Sie sofort die 112, also den Notarzt, verständigen und sagen, dass Sie einen Herzinfarkt vermuten. Denn hier ist keine Zeit zu verlieren. Je schneller der Betroffene von einem Notarzt untersucht und gegebenenfalls behandelt wird, umso größer ist die Wahrscheinlichkeit, dass der Herzinfarkt überlebt wird. Also, jede Minute zählt:

1 Notarzt verständigen: Telefon 112.

2 Bis zum Eintreffen des Notarztes lagern Sie den Oberkörper des Betroffenen hoch und sorgen Sie dafür, dass er beim Atmen nicht eingeengt wird.

3 Sprechen Sie beruhigend mit der Person und kontrollieren Sie regelmäßig den Puls! Bei Herzstillstand reanimieren (Seite 22).

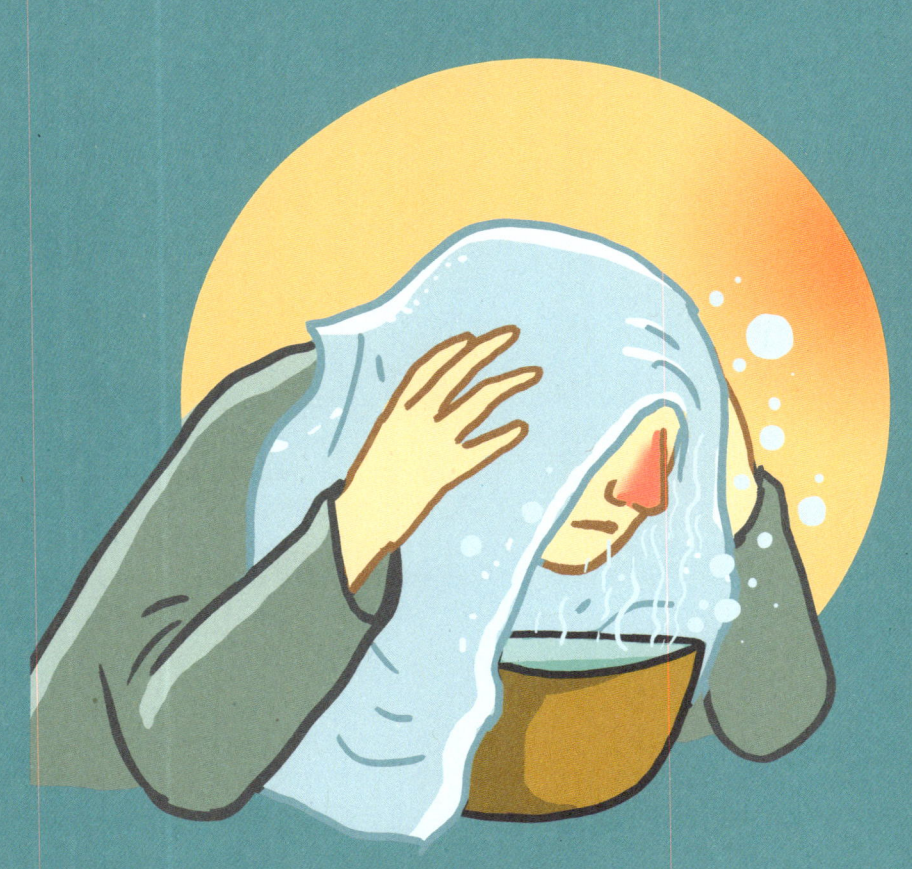

Kopf und Atemwege

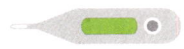

Aphten

Diese kleine Stelle im Mund brennt, wenn Sie einen Apfel essen und wenn Sie mit der Zahnbürste dagegenstoßen. Aphten sind kleine, schmerzhafte Entzündungen mit gelblich-milchiger Oberfläche. Sie befallen vor allem Mundschleimhaut, Zungenspitze, Zahnfleisch und sogar manchmal die Mandeln. Die brennende Stelle begleitet Sie einige Tage und dann ist sie auch ohne Behandlung wieder verschwunden. Aphten sind glücklicherweise nicht ansteckend.

Besonders bei Stress – privat oder beruflich – treten die Aphten auf. So richtig kennt man die Ursache allerdings noch nicht. Ist das Immunsystem geschwächt, treten die schmerzhaften Schleimhautläsionen bevorzugt auf. Auch ein Zink- und Vitamin-B12-Mangel werden als Auslöser verdächtigt. Da die Aphten häufiger bei Frauen auftreten, gibt es vielleicht auch einen Zusammenhang mit den weiblichen Geschlechtshormonen.

DAS KÖNNEN SIE SELBST TUN

Heilmittel gegen Aphten gibt es leider nicht. Aber Sie können das Brennen mit Salben oder Gels, die lokale Betäubungsmittel enthalten, erträglicher machen. Alternativ können Sie pflanzliche Tinkturen aus Myrrhe, Nelke oder Rhabarberwurzel ausprobieren. Eine Salbe mit Glukokortikoiden kann das Abheilen von Aphthen beschleunigen. Die Mittel sind mit Einschränkung geeignet für die kurzzeitige Anwendung bei Aphthen, sofern diese nicht durch Bakterien oder Pilze verursacht wurden.

Mundspüllösungen, die desinfizierende Substanzen beinhalten, töten Bakterien und teilweise auch Pilze ab, die auf der Oberfläche der Mund- und Rachenschleimhaut siedeln. Dadurch sind sie zur Behandlung und Vorbeugung von Infektionen wirksam. Die Wirkstoffe Chlorhexidin, Hexitidin und Povidon-Jod werden hierfür als geeignet bewertet (Einzelheiten unter www.test.de).

DAS MACHT DER ARZT

Treten die kleinen Geschwüre bei Ihnen häufig auf, kann es sinnvoll sein, dass Sie Ihr Blut untersuchen lassen. Bei chronischen Aphten sollte ein Mangel an Eisen, Folsäure, Vitamin-B12 und Zink ausgeschlossen werden. Wenn ein Schleimhautgeschwür Sie über längere Zeit plagt, müssen Sie dies einem Arzt zeigen, damit er eine Krebserkrankung der Mundhöhle ausschließen kann.

Ein Wort zu ...
Arzneimitteln und ihrer Wirksamkeit

Es werden viele Millionen Euro für Präparate ausgegeben, die man ohne Rezept in der Apotheke bekommen kann. Die Schmerzmittel Ibuprofen, Azetylsalizylsäure und das fiebersenkende Mittel Parazetamol haben sicher ihre Berechtigung, man sollte jedoch nicht mehr als 10 Tabletten im Monat davon einnehmen. Viele andere Pillen und Pasten, die feilgeboten werden, haben keinen wissenschaftlich nachgewiesenen Nutzen. Treten Schmerzen erstmals auf, die Sie nicht einordnen können, gehen Sie zu einem Arzt.

Ist man erkrankt, so will man möglichst rasch wieder gesunden. Oft wird dann nach der Devise gehandelt, viel hilft viel und teuer ist sicher besser. Das ist verständlich. Und: Der Plazeboeffekt von diesen Präparaten ist hoch. Letztlich braucht der Körper oft eine gewisse Zeit, bis er sich wieder von einer Krankheit erholt hat. Hat man dieses einmal akzeptiert, fühlt man sich schon wieder viel besser – mit oder ohne (Selbst-)Medikation.

9 000 MEDIKAMENTE IM TEST

Wer mehr über seine Medikamente erfahren will, kann die Datenbank der Stiftung Warentest unter www.test.de/medikamente nutzen mit einer Vielzahl von Bewertungen zu Medikamenten und verständlichen Informationen zu Krankheitsbildern sowie zu Wirkweise, Anwendung, Nebenwirkungen und Vorsichtsmaßnahmen bei der Einnahme.

Insgesamt enthält die Datenbank der Stiftung Warentest fast 9 000 Medikamente – rund 7 000 rezeptpflichtige und etwa 1 750 frei verkäufliche. Alle diese Medikamente hat die Stiftung Warentest bewertet, von „geeignet" bis „wenig geeignet" – etliche Medikamente haben für unterschiedliche Anwendungsgebiete auch mehrere Bewertungen. Sie können entweder ein komplettes Anwendungsgebiet, etwa „Hoher Blutdruck", mit allen bewerteten Medikamenten und Wirkstoffen zum Preis von 3 Euro erwerben oder für 1 Euro gezielt Infos zu einem einzelnen Medikament abrufen. Die Datenbank wird ständig aktualisiert. Die Preisvergleiche für Medikamente sind kostenlos abrufbar.

Bei den meisten Mitteln sind durch den Wechsel zu einem günstigeren Präparat keine Qualitätseinbußen zu befürchten. Das hat die Stiftung Warentest wiederholt festgestellt. Das gilt sowohl für rezeptfreie als auch für rezeptpflichtige Arzneimittel mit dem gleichen Wirkstoff.

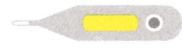

Bindehautentzündung

Kopf und Atemwege

Das Auge tränt, juckt und ist rot, ähnlich Karnickelaugen. Die Augenlider sind verklebt, an klares Sehen ist gar nicht zu denken. Eine Bindehautentzündung ist äußerst unangenehm und die häufigste Erkrankung des Auges.

Die Auslöser sind äußerst vielfältig: Zugluft, Chlorwasser, Sonneneinstrahlung, Kontaktlinsen und Salzwasser machen die Augen anfällig für Infektionen mit Bakterien und Viren. Auch wenn Sie unter einer Allergie leiden, haben Sie sicher schon Bekanntschaft mit geröteter und geschwollener Bindehaut gemacht.

Bei einer Bindehautentzündung treten folgende Symptome häufig auf:

- Augenbrennen
- Juckreiz
- gerötetes Auge
- verklebte Augen durch Absonderungen, die durch die Bindehautentzündung entstehen
- geschwollene Bindehaut
- Lichtscheu vor grellem Licht
- tränende Augen
- krampfhafter Lidschluss
- Sekretfluss
- Fremdkörpergefühl im Auge

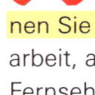 **DAS KÖNNEN SIE SELBST TUN**

Ganz grundsätzlich und einfach: Gönnen Sie Ihren Augen etwas Ruhe. Bildschirmarbeit, aber auch Lesen strengt die Augen an. Fernsehen belastet Augen hingegen kaum, weil die Augen dabei nicht von Zeile zu Zeile springen müssen.

Damit sich Ihre geröteten Augen wieder entspannen, gibt es Hilfen aus der Apotheke. Sie können mit künstlichen Tränen, die Sie regelmäßig in Ihr Auge tropfen, das störende Fremdkörpergefühl mindern. Auch gefäßverengende Tropfen können helfen, das stark tränende Auge zu beruhigen – diese sollten aber, im Gegensatz zu den künstlichen Tränen, nicht länger als drei Tage hintereinander angewendet werden. Achten Sie bei Augenmitteln darauf, konservierungsmittelfreie Präparate zu wählen. Außerdem bringen kühle Kompressen Entspannung für Ihre Augenlider. Die Spülung mit der altbewährten Kamille kann allerdings ins Auge gehen: Die feinen Härchen der Kamille können die Augen zusätzlich reizen und bei einigen Menschen sogar al-

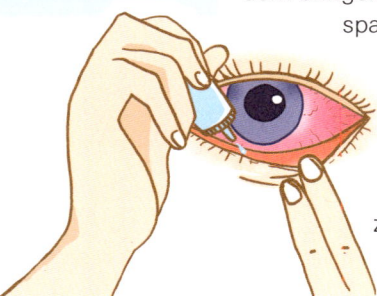

Augentropfen: In den unteren Bindehautsack tropfen, dabei nicht die Bindehaut mit dem Dosierer berühren.

lergische Reaktionen auslösen. Deshalb sollten Sie sie am Auge nicht anwenden! Überschüssiges Sekret können Sie mit einer Kompresse auswischen, auf die Sie isotonische Kochsalzlösung gegeben haben.

Solange nicht geklärt ist, welche Form der Konjunktivitis vorliegt, sollten Familienmitglieder einige Hygieneregeln einhalten: Nur die eigenen Waschlappen und Handtücher benutzen, regelmäßig die Hände mit Seife waschen und körperlichen Kontakt mit dem Patienten vermeiden. Die Vorsichtsmaßnahmen gelten den Varianten, die durch Bakterien, Pilze oder Viren verursacht werden. Höchste Gefahr besteht in dieser Hinsicht bei einer Infektion mit Adenoviren, die sich mit rasanter Geschwindigkeit ausbreiten können. Zudem befallen sie mitunter auch die Hornhaut. Leiden Sie unter einer allergisch bedingten Bindehautentzündung helfen Augentropfen mit Degranulationshemmern oder Antihistaminika. Sind die Symptome sehr stark, können Sie Antihistaminika in Tablettenform, beispielsweise mit dem Wirkstoff Cetirizin einnehmen. Eine allergische Konjunktivitis ist natürlich nicht ansteckend.

Wenn Sie vermuten, dass Ihnen ein Sandkorn oder Ähnliches ins Auge geraten ist, kann ein Augenbad dieses herausspülen.

DAS MACHT DER ARZT

Falls Ihre Bindehautentzündung nicht durch eine Allergie verursacht wird, ist sie entweder bakteriell oder viral (Augengrippe). Ist das Sekret eitrig-dickflüssig, muss sich ein Augenarzt darum kümmern. Bei einer bakteriellen Infektion verschreibt Ihnen Ihr Arzt antibiotikahaltige Augentropfen oder -salbe. Nach wenigen Tagen ist die Infektion dann gebannt und Sie können wieder klar sehen. Bei einer viralen Infektion kann Ihnen Ihr Arzt nur Augentropfen verschreiben, die das Jucken und Brennen etwas eindämmen. Den Virus muss Ihr Körper alleine bekämpfen. Beide Infektionen sind sehr ansteckend. Das fast zwanghafte Reiben der Augen sollten Sie vermeiden, auf jeden Fall sollten Sie Ihre Hände häufig desinfizieren, damit Sie die Infektion nicht weitergeben.

Bindehautentzündungen von Kindern sollten Sie bitte immer beim Arzt behandeln lassen.

Ganz in Ruhe

Die meisten Bindehautentzündungen (unspezifische) heilen innerhalb weniger Tage auch ohne Antibiotika wieder ab. Kein Abwarten ist allerdings erlaubt, wenn die Bindehautentzündung das Sehen beeinträchtigt oder die Augen stark schmerzen. Dann müssen Sie sofort zum Arzt – auch wenn es am Wochenende oder Feiertag ist!

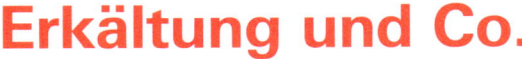

Erkältung und Co.

Kopf und Atemwege

Sie fühlen sich schlapp, alle Glieder tun weh, bei der kleinsten Anstrengung müssen Sie schwitzen und die Nase läuft. Später kommt ein hartnäckiger Husten dazu und Ihre Temperatur ist erhöht. Sie sind sich nicht sicher, was Sie haben: Erkältung, Grippe, Bronchitis, Sinusitis oder Angina, die Begriffe vermischen sich, die Erkrankungen machen teilweise ähnliche Beschwerden, sind aber nicht identisch. Am häufigsten erwischt Sie im Winter die banale Erkältung (grippaler Infekt). Verantwortlich hierfür ist eine Vielzahl von Viren – nur nicht der Influenza-Virus. Der Influenza-Virus ist ausschließlich für die deutlich schwerer verlaufende „echte" Grippe verantwortlich.

Bei einer Bronchitis ist Ihr Lungengewebe entzündet. Sie husten viel und haben teilweise einen Muskelkater vom vielen Husten. Die Bronchien können von Bakterien oder Viren angegriffen werden. Häufig sind Mischformen: Aufgrund eines grippalen Infektes ist die Immunabwehr geschwächt und damit haben die Bakterien ein leichtes Spiel. Meistens bemerken Sie eine bakterielle Infektion, wenn Sie viel verfärbten Schleim abhusten müssen.

Schließlich kommt noch die Mandelentzündung (Angina tonsillaris) ins Spiel: Starke Schmerzen beim Schlucken, geschwollene Halslymphknoten und erhöhte Temperatur. Die Mandelentzündung kann Sie das ganze Jahr erwischen, aber virale Infektionen in der kalten Jahreszeit begünstigen ihr Auftreten.

DAS KÖNNEN SIE SELBST TUN
Der wirkungsvollste Schutz gegen Infektionen aller Art ist mindestens 20 Sekunden langes Händewaschen mit Seife und lauwarmem Wasser. Es ist zwar übertrieben, dass Sie sich nun nach jedem Händeschütteln die Hände waschen, aber mehrmals am Tag kann helfen, das Infektionsrisiko zu vermindern. Vorteil: Risiken und Nebenwirkungen sind zu vernachlässigen. Medikamente, Nahrungsergänzungsmittel und Co., die vollmundig einen Schutz vor Infektionen versprechen, helfen nicht. Einer wissenschaftlichen Überprüfung halten alle nicht stand. Sie können sich das Geld sparen und in eine ausgewogene Ernährung investieren.

Ansonsten bleibt Ihnen nur die Symptombekämpfung: Die verstopfte Nase und Entzündung der Nasennebenhöhlen können Sie mit der Inhalation von heißem Wasserdampf bekämpfen – Zurückhaltung ist hier für Asthmatiker geboten, sie sollten stattdessen Salzwassernasensprays nutzen. Inhalieren und

Rotlichtbestrahlung der Nasennebenhöhlen ist die perfekte Kombination, um fest sitzendem Schleim zu Leibe zu rücken. Für die Nacht kann Ihnen Nasenspray (ohne Konservierungsmittel) kurzfristig die Atmung erleichtern. Außerdem sollten Sie, wenn Sie alleine sind, die Nase lieber hochziehen, denn beim klassischen Schnäuzen wird der Schleim mit hohem Druck in die Nasennebenhöhlen verteilt.

Zusätzlich sollten Sie ausreichend Flüssigkeit zu sich nehmen, da Sie durch die erhöhte Körpertemperatur vermehrt schwitzen.

Bei starken Kopf- und Gliederschmerzen hilft Ihnen Ibuprofen gut. Zur Fiebersenkung können Sie neben Wadenwickeln Parazetamol, Ibuprofen oder Azetylsalizylsäure einnehmen. Trotz aller medizinischer Fortschritte gilt: Ohne Therapie dauert die Erkältung sieben Tage, mit Behandlung etwa eine Woche – mit Therapie ist sie aber erträglicher.

🚑 DAS MACHT DER ARZT

Gegen die Grippe können Sie sich jährlich impfen lassen – besonders, wenn Sie eine chronische Krankheit haben wie Asthma, Diabetes oder eine Herzkrankheit. Achtung: Eine Grippeschutzimpfung schützt Sie nicht vor den harmloseren grippalen Infekten.

Haben Sie einen grippalen Infekt, kann Ihnen Ihr Arzt etwas gegen die Kopf- und Gliederschmerzen verordnen. Müssen Sie ständig husten, da die Lungen infiziert sind, kann er Ihnen einen Hustenstiller für die Nacht empfehlen, damit Sie durchschlafen können. Die Ursache, also die Virusinfektion, wird damit nicht behandelt. Antibiotika sind bei einem grippalen Infekt fehl am Platz, belasten Ihren Körper und verkürzen die Krankheitsdauer nicht. Ein grippaler Infekt kann Sie schon mal sieben bis zehn Tage aus dem Verkehr ziehen.

Eine richtige Grippe durch das Influenza-Virus überfällt Sie meistens plötzlich: Schüttelfrost, hohes Fieber, starkes Krankheitsgefühl und erhebliche Gelenkschmerzen. Auch hier gilt es, die Symptome zu bekämpfen. Wenn bei älteren oder immungeschwächten Patienten Lunge oder Herz befallen sind, ist unter Umständen ein Krankenhausaufenthalt lebensrettend. Die antiviralen Medikamente, die bei ersten Anzeichen einer Grippe eingenommen werden müssen, sind nach neuesten Studien eher von begrenztem Nutzen.

Kommt es im Zuge der Virusinfektion – also bei einem grippalen Infekt oder einer Grippe – zusätzlich zu einer Infektion mit Bakterien, so kann die Einnahme von Antibiotika sinnvoll sein. Dies entscheidet Ihr Arzt aufgrund Ihrer individuellen Situation.

Auch bei einer Mandelentzündung muss individuell entschieden werden, ob eine Antibiotikaeinnahme notwendig ist. Vielfach reichen schmerzstillende Medikamente und Geduld. Und: Mandeln werden heute eher nicht vor dem 6. Lebensjahr entfernt – sie spielen eine wichtige Rolle für das Immunsystem.

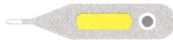

Fieber

Fieber ist keine eigenständige Krankheit. Bei Infektionen mit Viren oder Bakterien muss das Immunsystem einen Gang höher schalten und dabei steigt die Körpertemperatur an. Sie können dies im Ohr, im Mund oder im Po messen. Ab welcher Temperatur Fieber beginnt, ist davon abhängig, an welcher Körperstelle Sie messen und auch noch tageszeitlich schwankend. Grundsätzlich gilt: über 38,5 °C spricht man von Fieber, über 39,0 °C von hohem Fieber. Wichtiger als die Temperatur ist, ob das Fieber steigt, ob es ständig hoch ist und wie Sie sich fühlen. Auch wenn Sie nur 37,9 °C im Ohr messen, sich aber miserabel fühlen, ist etwas nicht in Ordnung.

DAS KÖNNEN SIE SELBST TUN

Erst einmal: Ruhe bewahren! Eine Temperaturerhöhung über 38,5 °C ist nicht gefährlich und auch für Temperaturen über 39,0 °C ist Ihr Körper grundsätzlich gut gerüstet. In den meisten Fällen handelt es sich um einen grippalen Infekt und Sie fühlen sich entsprechend schlapp und angeschlagen. Körperliche Schonung und gegebenenfalls Fiebersenkung mit Wadenwickeln oder Medikamenten wie Parazetamol oder Ibuprofen sind häufig vollkommen ausreichend.

Fieberkrampf bei Kindern: Ein erschreckendes Erlebnis für die Eltern. Auslöser ist die schnell ansteigende Körpertemperatur. Es kommt zu einem kleinem „Gewitter" im Gehirn, Nervenzellen geben unkontrolliert Impulse ab und Ihr Kind krampft: Es verdreht die Augen, die Atmung stockt, Arme und Beine zucken, es ist kurz bewusstlos – die Zeit, in der das passiert – 30 Sekunden bis drei Minuten –, erscheint Ihnen wie eine Ewigkeit, da Sie nur zuschauen können und sich hilflos fühlen. Nach dem Krampf geht es Ihrem Kind aber schnell wieder besser und es kann sich an den Krampf gar nicht richtig erinnern. So können Sie Ihrem Kind helfen:

1 Auch wenn's schwerfällt: Ruhe bewahren!

2 Schützen Sie Ihr Kind vor Verletzungen, indem Sie es auf eine weiche Unterlage legen und Gegenstände aus der Reichweite des Kindes entfernen.

3 Wenn Ihr Kind erbricht, bringen Sie es in die stabile Seitenlage, damit Erbrochenes und Speichel abfließen können.

4 Rufen Sie den Not- oder Kinderarzt, wenn ein Fieberkrampf das erste Mal auftritt.

5 Wenn Ihr Kind wieder fiebert, geben Sie ab 38,5 °C ein Fieberzäpfchen, das der Arzt zu diesem Zweck verschrieben hat. Zusätzlich können Sie Wadenwickel anlegen.

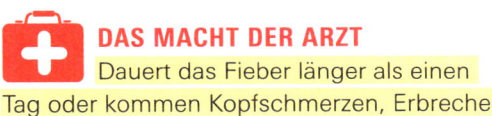

DAS MACHT DER ARZT
Dauert das Fieber länger als einen Tag oder kommen Kopfschmerzen, Erbrechen oder Atemprobleme hinzu, sollten Sie Ihren Arzt aufsuchen. Neben viralen Infektionen können auch bakterielle Infektionen wie Abszesse (siehe S. 98), Wundrose (siehe S. 130), Harnwegsinfekte (siehe S. 64) oder Lungenentzündung Auslöser für das Fieber sein. Bei einem bakteriellen Infekt kann eine Antibiotikatherapie nötig sein.

Fieber bei Kindern

Keine Panik: Bei Kindern muss das Immunsystem noch trainiert werden. Das Abwehrsystem muss ständig viele kleine Kämpfe führen – es kommt daher nicht selten zu Temperaturerhöhungen. Das ist gesund und natürlich und gehört zur Reifung des Immunsystems dazu. Dass Sie als Eltern besorgt sind, wenn Ihr Kind Fieber hat, ist natürlich und verständlich.

Kleine Unterschiede: Bei Babys und Kindern gilt wie bei Erwachsenen eine Temperatur von über 38,5 °C als Fieber, aber bereits ab 39 °C sollte es bei Kindern behandelt werden. Gerade bei Babys und Kleinkindern ist die Messung nicht ganz einfach. Am exaktesten ist die Messung im Po, aber es ist unangenehm. Babys mögen das noch ohne große Gegenwehr über sich ergehen lassen, aber spätestens im Kleinkindalter wird die rektale Messung kaum noch toleriert. Verzichten Sie dann lieber darauf. Die Messung der Temperatur im Ohr reicht auch völlig aus.

Stimmung: Eine Temperaturerhöhung über 38,5 °C ist noch nicht unbedingt bedrohlich. Wie auch bei Ihnen, ist es entscheidend, wie sich Ihr Kind fühlt und wie es sich verhält: Spielt es fröhlich, trinkt es regelmäßig und isst genügend, ist erst einmal alles o.k. Ist es quengelig, schreit es mehr als sonst und verweigert Essen und Trinken, sollten Sie den Kinderarzt aufsuchen. Die erhöhte Temperatur ist dann nur ein weiteres Indiz dafür, dass etwas nicht stimmt. Immer gilt: Wenn Sie besorgt sind oder sich unsicher fühlen, sprechen Sie mit dem Kinderarzt. Was Ihr Kind bei allen Erkrankungen braucht, gilt auch hier: Zuwendung und Ruhe ist immer noch die beste Medizin!

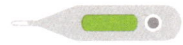

Heiserkeit

Heiserkeit kennt wohl fast jeder. Es klingt nach durchfeierter Nacht, ist aber oft eine gewöhnliche Erkältung. Die Heiserkeit hält ein paar Tage an und verschwindet dann auch wieder. Unsere Stimme wird durch das Zusammenspiel von Kehlkopfmuskeln, Stimmbändern und Luftstrom durch die Stimmlippen gebildet. Ist ein Teil davon nicht intakt, ist unsere Stimme verändert. Bei einer Virusinfektion z. B. ist die Schleimhaut der Stimmbänder geschwollen, sie können nicht mehr so gut schwingen und die Stimme wird leise und brüchig. Ist der Infekt überstanden, ist die Stimme wieder normal. Hinter einer Heiserkeit kann aber auch – gerade bei Rauchern – eine ernsthafte Erkrankung stecken.

 DAS KÖNNEN SIE SELBST TUN
Die wichtigste Maßnahme bei Heiserkeit ist, dass Sie Ihre Stimme schonen. Ihr Stimmapparat ist überlastet und muss geschont werden, damit er sich wieder erholen kann. Leise sprechen schont die Stimme – anders als man vermuten würde – nicht. Auch räuspern sollten Sie vermeiden, da dadurch die Stimmlippen unnötig gereizt werden. Sie können mit Salzwasser gurgeln und durch Dampfinhalationen den Heilungsprozess beschleunigen. Warme Getränke, gerne z. B. Milch mit Honig, tun der Stimme gut. Rauchen und Alkohol sind tabu und sollten für die „Stimmgesundheit" grundsätzlich gemieden werden. Wenn Sie in Ihrem Job viel sprechen müssen, hatten Sie vielleicht auch schon mal mit Heiserkeit zu tun. Auch hier hilft oft, die Stimme zu schonen. Tritt bei Ihnen die Heiserkeit häufiger auf, kann es sein, dass Sie eine falsche Atemtechnik haben und dadurch den Stimmapparat überlasten. Ein professionelles Stimm- und Sprechtraining kann dann helfen.

 DAS MACHT DER ARZT
Hält die Heiserkeit länger als zehn Tage an, sollten Sie die Ursache von Ihrem Arzt klären lassen. Treten akute Beschwerden wie Atemprobleme auf, müssen Sie sofort zum Arzt. Ein Hals-Nasen-Ohren-Arzt kann Ihre Stimmlippen mit einer Kehlkopfspiegelung untersuchen. Der gefürchtetste Grund für eine chronische Heiserkeit ist der Kehlkopfkrebs. Gerade Raucher, die auch dem Alkohol zusprechen, haben ein erhöhtes Risiko. Bei einer chronischen Überlastung der Stimme können Knötchen auf den Stimmlippen entstehen (Sängerknötchen), die zur Normalisierung der Stimme operativ entfernt müssen.

PROBLEME MIT DEM HÖREN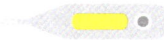

Hörsturz

Von einem Moment auf den anderen hören Sie fast nichts mehr. Ein Ohr ist wie taub und Sie haben ein leichtes Druckgefühl im Ohr. Ein Hörsturz kommt häufig aus dem Nichts. Immer noch unklar ist, was der Auslöser für den Hörsturz ist. Stress, der als Auslöser für viele Erkrankungen herhalten muss, ist für den Hörsturz nicht verantwortlich. Man geht eher davon aus, dass Durchblutungsstörungen des Innenohrs, immunologische Schädigungen der Sinneszellen des Ohrs und Infektionen eine Rolle spielen.

DAS KÖNNEN SIE SELBST TUN

Leider können Sie selber den Heilungsprozess nicht beeinflussen oder sich vor einem Hörsturz durch bestimmte Verhaltensänderungen schützen. Wenn Sie einen Hörsturz haben, versuchen Sie die Ruhe zu bewahren. Vielleicht hilft Ihnen ja, zu wissen, dass der Großteil der Hörverluste von alleine heilt – wahrscheinlich ist Ihrer auch dabei.

DAS MACHT DER ARZT

Der Hörsturz ist, auch wenn es für Sie bedrohlich ist, kein medizinischer Notfall. Ähnlich wie beim Tinnitus heilt der Hörsturz oft ohne Therapie aus.

Nach einem Hörsturz wird Ihr Arzt erst abklären, ob nicht andere Ursachen den Hörsturz verursacht haben. Typisch für den Hörsturz ist, wie der Name schon sagt, dass der Hörverlust in sehr kurzer Zeit stattgefunden hat – außerdem ist meistens nur ein Ohr betroffen. Ist dies nicht der Fall, müssen andere Erkrankungen ausgeschlossen werden – z. B. Stoffwechselerkrankungen, Infektionen (Herpes), Tumore, bestimmte Medikamente, Durchblutungsstörungen oder ganz einfach ein Ohrenschmalzpfropf. Da die Ursache für den Hörsturz unklar ist, kann jede Therapie nur als Versuch gewertet werden, etwas Unterstützendes zu tun. Häufig werden Infusionen unter der Vorstellung gegeben, das Blut zu verdünnen und damit die Durchblutung im Ohr zu verbessern. Allerdings sind fast alle Therapien bisher ohne klaren wissenschaftlichen Nachweis, dass sie einen Vorteil gegenüber ruhigem Abwarten und Nichtstun haben. Tendenziell positiv schneidet allenfalls die Therapie mit hochdosierten Kortisoninfusionen über mehrere Tage ab. Vorsicht vor unseriösen Angeboten – auch wenn Sie verzweifelt sind, sprechen Sie mit Ihrem Arzt, bevor Sie Geld für sinnlose und teilweise sogar gefährliche Therapien ausgeben!

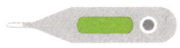
Kater

Es beginnt mit einer feucht fröhlichen Nacht. Sie hatten nicht vorgehabt, „einen über den Durst" zu trinken, aber die Stimmung war fantastisch, die Cocktails schmeckten gut und irgendwann war es einfach etwas zu viel Alkohol. Am Morgen folgt das böse Erwachen: Ihr Schädel brummt, es grummelt im Magen, Ih-

nen ist schwindelig, Sie fühlen sich wie ausgetrocknet – Sie haben einen Kater (Alkoholvergiftung, Alkoholintoxikation). In extremen Fällen begleitet Sie der Kater bis zu drei Tage. Für das vernebelte Denken am Tag danach ist der Ethylalkohol verantwortlich, der im menschlichen Gehirn die Ausschüttung des Hormons Vasopressin hemmt. Dieses Hormon kontrolliert den Wasserverlust über die Nieren. Sobald diese Kontrollinstanz nicht mehr richtig funktioniert, verliert der Körper zu viel Flüssigkeit. Und damit viele wichtige Mineralien: Dieser Mangel beeinflusst dann die Aktivität der Nervenzellen im Gehirn negativ. Die Folge davon sind Kopfschmerzen und Durst. Die Wasserspeicher des Körpers müssen dringend wieder aufgefüllt werden.

Wie viel ist zu viel?

Wann es genug Alkohol ist, merkt man selbst meist am besten. Aber wie sieht es medizinisch aus? Das Kuratorium der Deutschen Hauptstelle für Suchtfragen hat Grenzwerte veröffentlicht:

Männer: Darin heißt es, Männer sollten nicht mehr als 24 Gramm Alkohol täglich trinken. Umgerechnet in Getränke bedeutet dies, etwa ein viertel Liter Wein oder ein halber Liter Bier.

Frauen: Hier gelten andere Grenzen, da der weibliche Körper den Alkohol anders verwertet. 0,25 l Bier, also ein kleines Glas und nur 0,1 l Wein werden von der DHS als Grenzwert angesehen.

DAS KÖNNEN SIE SELBST TUN

Wer sich den Kater sparen möchte, sollte keinen oder nur wenig Alkohol trinken. Für den Start in die Partynacht ist es empfehlenswert, sich eine gute Grundlage zu schaffen. Fetthaltige Mahlzeiten binden teilweise den Alkohol und verlangsamen die Alkoholaufnahme durch die Magen-Darmschleimhaut. Sinnvoll ist es auch, Alkohol langsam zu trinken und sich z. B. erst nachschenken zu lassen, wenn das Glas leer ist, um den Konsum unter Kontrolle zu halten. Um den Flüssigkeitshaushalt Ihres Körpers im Gleichgewicht zu halten, sollten Sie nach jedem alkoholischen ein nichtalkoholisches Getränk trinken. Günstiger Nebeneffekt: Sie trinken insgesamt nicht so viel Alkohol und haben trotzdem immer etwas zum Anstoßen.

Bei starken Kopfschmerzen hilft manchen ein doppelter Espresso mit einem Schuss Zitrone. Koffein in Verbindung mit Zitronensäure blockiert die Bildung eines Enzyms, das an der Freisetzung von Prostaglandinen beteiligt ist. Diese hormonähnlichen Substanzen spielen eine wichtige Rolle bei der individuellen Wahrnehmung von Kopfschmerzen.

Das „Katerfrühstück" mit Rollmops, sauren Gurken oder Salzstangen hilft Ihnen, verloren gegangene Mineralien zu ersetzen und fördert zusätzlich das Durstgefühl. Und reichlich Wasseraufnahme ist die beste Möglichkeit, den Kater wieder loszuwerden.

DAS MACHT DER ARZT

Gegen einen ausgewachsenen Kater ist auch der Arzt machtlos. Da heißt es Zähne zusammen beißen und durch. Sollten die Magen-Darmprobleme und Übelkeit länger anhalten, kann Ihnen Ihr Arzt gegebenenfalls Medikamente zur Erleichterung verschreiben. Sollten Sie öfter einen „Kater" haben, kann übrigens auch die Magenschleimhaut geschädigt werden.

Ein Wort zu …
Alkohol

Ein Gläschen in Ehren kann niemand verwehren. Keine Frage, ein Glas Rotwein zu einem guten Essen oder eine Flasche Bier nach einer ausgiebigen Wanderung ist etwas Feines. Wird aber Bier oder Wein zum ständigen Begleiter, um abends „herunterzukommen", um sich überhaupt entspannen zu können, wird aus dem Genuss ein Suchtmittel. Wie viel man wirklich trinkt, ist vielen gar nicht bewusst. Am Anfang hat die Flasche Wein noch die ganze Woche gehalten, jetzt ist schon jeden zweiten Abend eine Flasche geleert. Trotzdem würde man sich selber ja nie als Trinker bezeichnen … Wie immer gilt: Die Dosis macht das Gift. Die Deutsche Hauptstelle für Suchtfragen (DHS) hat Grenzwerte für die Menge Alkohol ermittelt, die ein gesunder Erwachsener pro Tag höchstens zu sich nehmen kann. Aber auch bei diesen geringen Mengen rät die DHS zu mindestens zwei alkoholfreien Tagen in der Woche. Besser wäre es, das Verhältnis umzukehren, also zwei Tage mit Alkohol und fünf ohne. Probieren Sie mal aus, wie es ist, zwei Wochen ganz ohne Alkohol auszukommen – das kann in unserer Gesellschaft durchaus schwierig sein.

Kopfschmerzen

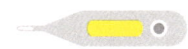

Kopf und Atemwege

Es brummt, es hämmert in Ihrem Kopf, Sie haben das Gefühl, er würde gleich platzen – kurz, die Schmerzen sind kaum auszuhalten. Kopfschmerzen können Sie ab und zu quälen oder auch regelmäßig heimsuchen. Insgesamt werden über 200 Arten unterschieden: Spannungskopfschmerz, Migräne, Cluster-, Halbseitenkopfschmerz ... Es gibt genauso viele Auslöser: Infektionen, Nackenverspannungen, zu viel Alkohol, Verletzungen, lange Bildschirmarbeit, schlechtes Sehen, Bluthochdruck, Stress und noch einiges mehr. Fies ist, dass die meisten Kopfschmerzen keinen erkennbaren Auslöser wie z. B. Bluthochdruck haben. Allen Kopfschmerzen gemein ist, dass Sie Ihre Lebensqualität beeinträchtigen und Sie sie so bald als möglich loswerden möchten.

DAS KÖNNEN SIE SELBST TUN

Müssen Sie lange vor dem Bildschirm arbeiten, arbeiten Sie ständig unter Zeitdruck, haben Sie kaum Freizeit, trinken Sie häufig Alkohol, fühlen Sie sich häufig überfordert, überfordern Sie sich selber? Es ist nicht einfach, Ihr berufliches oder privates Umfeld und Ihre Verhaltensweisen zu ändern, aber wahrscheinlich ist es die einzige Mög-

lichkeit, Herr über Ihre Kopfschmerzen zu werden. Versuchen Sie mit Hilfe eines Kopfschmerztagebuches herauszufinden, wie häufig Sie Kopfschmerzen haben, wie viele Tabletten Sie einnehmen und was sich an, vor und nach den Kopfschmerztagen ereignet hat. Sind es die vielen beruflichen Termine oder sind es vielleicht bestimmte Speisen, Getränke, die Ihre Kopfschmerzen auslösen? Haben Sie einmal einen bestimmten Auslöser für Ihre Kopfschmerzen entdeckt, können Sie versuchen, diesen zu vermeiden.

Gönnen Sie sich Auszeiten – täglich eine halbe Stunde nur für sich bringt mehr als ein hart erarbeiteter langer Urlaub. Bauen Sie sich eine tägliche Ruheinsel in Ihrem Terminplan ein. Ihre Kopfschmerzattacken werden wahrscheinlich weniger oder weniger stark.

Das Gleiche gilt für Bewegung: Jeden Tag ein kleiner Spaziergang bringt mehr als der Wochenendmarathon. Körperliche Überforderung fördert eher das Auftreten von Kopfschmerzen.

DAS MACHT DER ARZT

Meistens sind Kopfschmerzen unangenehm aber ungefährlich. Einen Tag müssen Sie leiden, nehmen gegebenenfalls eine

Kopfschmerz durch Schmerzmittel

Manchmal hat man durch eine Krankheit längere Zeit Schmerzen oder die Schmerzen treten in Abständen immer wieder auf. Dann nehmen Sie vielleicht auch die Schmerzmittel über längere Zeit oder aber immer wieder ein. Das trägt ein Risiko in sich: den durch Schmerzmittel bedingten Dauerkopfschmerz. Wie es dazu kommt, ist nicht ganz klar, möglicherweise senkt die regelmäßige Einnahme von Schmerzmitteln die Schwelle, ab der das Gehirn auf Schmerzen reagiert, und macht das Schmerzsystem so überempfindlich.

Wenn Sie Schmerzmittel öfter als zehn Tage im Monat einnehmen besteht bereits ein Risiko dafür, besonders wenn Sie ein Mittel einnehmen, das neben Azetylsalizylsäure (ASS) oder Parazetamol Koffein enthält. Eine große Gefahr für den Dauerkopfschmerz besteht auch, wenn Sie nichtsteroidalen Antirheumatika (z. B. Diclofenac) längere Zeit einnehmen. Haben Sie dauerhaft Schmerzen, suchen Sie Hilfe durch eine spezielle Schmerztherapie, die aus verschiedenen Modulen zusammengesetzt ist.

Tablette Ibuprofen oder Azetylsalizylsäure und am nächsten Tag sieht die Welt schon wieder besser aus. Sollten die Kopfschmerzen länger andauern, häufig auftreten oder von Mal zu Mal heftiger werden, sollten Sie Ihren Arzt aufsuchen. Auch wenn Kopfschmerzen nach Unfällen auftreten, muss Ihr Arzt klären, ob eine Verletzung des Gehirns vorliegt. Dringend zum Arzt müssen Sie, wenn Sie hohes Fieber haben und den Kopf nicht mehr oder nur unter großen Schmerzen zur Brust bewegen können. Das kann ein Zeichen sein, dass Sie eine Meningitis (Hirnhautentzündung) haben.

Auch bei starken Kopfschmerzen mit Erbrechen müssen Sie zum Arzt. Er wird klären, ob es sich um eine Migräne handelt oder ob eine andere Ursache der Auslöser ist.

Bei allen Schmerzmitteln gilt, werden sie zu häufig eingesetzt, können sie selber Kopfschmerzen auslösen (siehe Kasten). Also die Medikamente sparsam einsetzen. Wenn Sie merken, dass Sie einen hohen Verbrauch an Schmerzmedikamenten haben (mehr als 10 Tabletten pro Monat), sprechen Sie mit Ihrem Arzt. Zudem wird Ihr Arzt körperliche Erkrankungen als Ursache für Ihre Kopfschmerzen ausschließen. Bluthochdruck, Entzündungen, Diabetes, Nierenerkrankungen können meist gut behandelt werden und verursachen dann keine Kopfschmerzen mehr.

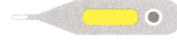

Kreislaufprobleme

Schwindel, Schwarz werden vor den Augen, Müdigkeit kennen Sie wahrscheinlich auch, wenn Sie mit Kreislaufproblemen zu kämpfen haben. Grund dafür ist eine verminderte Durchblutung des Gehirns – diese kann besonders heftig sein, wenn Sie aus dem Liegen schnell aufstehen. Haben Sie ständig einen niedrigen Blutdruck, sind Ihnen die Symptome sicher bekannt: Immer etwas müde, immer das Gefühl, Ihr Körper bräuchte einen kleinen Kick, um richtig auf Touren zu kommen. Kreislaufstörungen nach ausgiebigem Ausdauersport oder langen Aufenthalten in der Sonne können durch den Flüssigkeits- und Elektrolytverlust ausgelöst werden.

Auch wenn Sie „Herzstolpern" verbunden mit Kreislaufproblemen haben, sollten Sie dies von Ihrem Arzt klären lassen. Die meisten Menschen haben Herzrhythmusstörungen, besonders wenn sie zur Ruhe kommen. Zum Glück sind die meisten „Herzstolperer" harmlos.

 DAS KÖNNEN SIE SELBST TUN
Wissen Sie, dass Sie immer einen niedrigen Blutdruck haben, kennen Sie sicher die damit verbundenen Kreislaufprobleme. Ansonsten: Geraten Sie nicht in Panik, messen Sie Ihren Blutdruck und Puls, sollte alles

RICHTWERTE ZUR BEURTEILUNG VON BLUTDRUCKWERTEN GEMÄSS WHO

	systolisch [mmHg]	diastolisch [mmHg]
optimal	< 120	< 80
normal	< 130	< 85
hochnormal	130 – 139	85 – 89
Hypertonie Grad 1	140 – 159	90 – 99
Hypertonie Grad 2	160 – 179	100 – 109
Hypertonie Grad 3	≥ 159	≥ 110

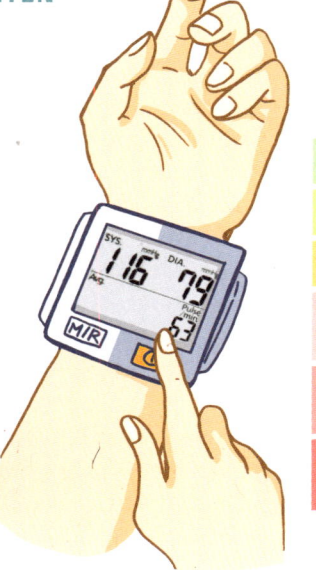

Kopf und Atemwege

im grünen Bereich sein, können Sie sich entspannen. Gegen niedrigen Blutdruck ist kein Kraut gewachsen. Um mit dem niedrigen Blutdruck besser fertigzuwerden, hilft es Ihnen, Ihr Herz-Kreislauf-System regelmäßig in Schwung zu bringen: Ausdauersport, Sauna, Wechselduschen und Bürstenmassagen sind natürliche Mittel, den Kreislauf anzuregen. Ihr Gefäßsystem wird trainiert und ist nach einiger Zeit besser in der Lage, mit Blutdruckschwankungen umzugehen. Außerdem kann ein Dauerlauf am Morgen mit anschließender Wechseldusche (immer zum Schluss kalt abduschen) die Müdigkeit besser vertreiben als jede Tasse noch so starken Kaffees.

Außerdem sollten Sie viel trinken – gerade ältere Menschen trinken häufig zu wenig und verstärken damit die sowieso schon vorhandenen Kreislaufprobleme. Zwei Liter am Tag sollten es schon sein, es sei denn Ihr Arzt rät Ihnen wegen einer Herzinsuffizienz etwas anderes. Entgegen einer weitverbreiteten Meinung: Die Tasse Kaffee zählt auch!

DAS MACHT DER ARZT

Tauchen die Kreislaufprobleme plötzlich auf und verursachen massive körperliche Einschränkungen wie starken Schwindel oder sogar Atemprobleme, müssen Sie Ihren Arzt aufsuchen. Er wird klären, ob es sich vielleicht um eine neu aufgetretene Herz-Kreislauf-Erkrankung handelt oder ob es nur eine harmlose, vorübergehende Kreislaufstörung ist.

Volkskrankheit Bluthochdruck

Die Wahrscheinlichkeit, Bluthochdruck zu haben, steigt mit dem Lebensalter an: Zwischen dem 45. und 64. Lebensjahr leidet jeder Dritte darunter, ab dem 65. Lebensjahr ist bereits jeder Zweite betroffen. Tückisch ist, dass der erhöhte Blutdruck selten zu Beschwerden führt. Manchmal können Schwindel, leichte Sehstörungen, rote Wangen oder auch ständige Kopfschmerzen auf erhöhte Werte hindeuten, meistens bleibt der Bluthochdruck lange Zeit unbemerkt. Unbehandelter Bluthochdruck führt auf Dauer – besonders in Kombination mit einem Diabetes – zu einer fortschreitenden Gefäßschädigung und dem Risiko, einen Herzinfarkt oder Schlaganfall zu bekommen. Wenn Sie also das Gefühl haben, dass etwas mit Ihrem Blutdruck nicht stimmt, lassen Sie ihn von Ihrem Arzt überprüfen. Zur Bluthochdrucktherapie gibt es gut verträgliche Medikamente, die Sie dann regelmäßig einnehmen müssen, um die Zielwerte zu erreichen (siehe Tabelle) und somit Gefäßschäden aufzuhalten. Zusätzlich kann Ihnen regelmäßige Bewegung, Gewichtsreduktion und weniger Salz im Essen helfen, den Blutdruck zu senken.

Kreislaufprobleme

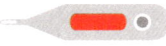

Mittelohrentzündung

Kopf und Atemwege

Ihr Sprössling hat die Erkältung fast überstanden, da klagt er über starke Schmerzen im Ohr. Die Viren oder auch Bakterien sind aus dem Nasen-Rachen-Bereich über die Ohrtrompete (Eustachische Röhre oder Tube) ins Mittelohr gewandert und treiben jetzt dort ihr Unwesen. Die Schleimhäute sind entzündet, sie sind geschwollen und produzieren als Reaktion viel Schleim. Das tut weh und Ihr Kind kann nicht gut hören. Auch Sie können eine Mittelohrentzündung bekommen, aber Kinder sind am häufigsten betroffen. Besonders Kleinkinder bis zum 18. Lebensmonat sind prädestiniert für Mittelohrentzündungen, da die Viren und Bakterien durch die bis dahin weit offene Ohrtrompete leicht ins Mittelohr wandern können.

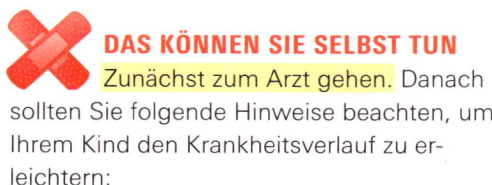

DAS KÖNNEN SIE SELBST TUN

Zunächst zum Arzt gehen. Danach sollten Sie folgende Hinweise beachten, um Ihrem Kind den Krankheitsverlauf zu erleichtern:

1 Geben Sie Ihrem Kind weiche Nahrung, damit nicht noch zusätzliche Schmerzen beim Kauen ausgelöst werden.

2 Lassen Sie Ihr Kind reichlich trinken.

3 Wärme lindert häufig die Schmerzen: Ein wärmendes Stirnband oder Mützchen können helfen.

4 Geben Sie in den ersten beiden Tagen z. B. Ibuprofen. In den meisten Fällen ist dann die Entzündung wieder abgeklungen.

5 Geben Sie keine Ohrentropfen, bis auf die, die gegebenenfalls vom Arzt verordnet worden sind. In diesem Fall wärmen Sie die Tropfen vorher z. B. in der Hosentasche einen Moment an.

Leider bringen vielbeschworene Hausmittel wie Zwiebelsäckchen und Ohrenkerze keine Linderung. Die Ohrenkerze kann sogar die Entzündung verschlimmern. Das Zwiebelsäckchen hilft insofern, als das Ohr warm gehalten wird. Dies geht mit einem Stirnband oder einem Mützchen aber auch geruchsneutraler.

Vorbeugend wird geraten, Kinder am besten vier bis sechs Monate zu stillen. Stillen stärkt das Immunsystem des Kindes.

Es gibt drei Dinge zu beachten, damit die Entzündungen nicht so leicht entstehen:

1 Reinigen Sie den Gehörgang Ihres Kindes auf keinen Fall mit Ohrenstäbchen! Es reicht, die äußere Ohrmuschel zu reinigen.

2 Ihr Kind sollte nicht mit dem Schnuller im Mund einschlafen.

3 Achten Sie darauf, dass kein Wasser in die Ohren gelangt.

Eine Impfung gegen die Erreger der Mittelohrentzündung gibt es nicht. Allenfalls kann die Impfung gegen Pneumokokken (der aktuelle Impfplan der Ständigen Impfkommission sieht ab dem zweiten Monat drei Impfungen im Abstand von je einem Monat vor, die vierte mit 14 Monaten) einen geringen Effekt haben.

 DAS MACHT DER ARZT
Da eine Mittelohrentzündung ernsthafte Komplikationen – Trommelfellriss, chronische Entzündung, Schädigung des Hörnervs – nach sich ziehen kann, sollten Sie auf jeden Fall zu Ihrem Arzt gehen. Durch Einschätzung des Krankheitsbildes kann er entscheiden, ob ein Antibiotikum notwendig ist oder ob erst einmal nur abschwellende Nasensprays und Schmerzmedikamente ausreichen. Manchmal ist es sogar notwendig, dass er das Trommelfell leicht einschneidet, damit der Erguss abfließen kann. Danach tut es sofort weniger weh – der Riss heilt innerhalb von ein paar Tagen von selbst wieder zu.

Bei sehr häufigen Mittelohrentzündungen, die mit einer Flüssigkeitsansammlung (Erguss) einhergehen, wird oft geraten, ein Paukenröhrchen zu legen. Dadurch wird das Mittelohr belüftet. Ziel dieser Maßnahme ist es, die Hörbeeinträchtigung des Kindes zu vermindern und so einer Beeinträchtigung der geistigen Entwicklung entgegenzuwirken.

Der Nutzen dieser Operation ist fraglich. Bei der Auswertung von wissenschaftlichen Studien zeigte sich, dass sich zwar die Hörfähigkeit durch die Paukenröhrchen erst einmal verbessert, doch ein Unterschied zwischen den behandelten und unbehandelten Kindern ist nicht dauerhaft nachzuweisen. Auch eine verbesserte Sprachentwicklung ist wohl durch den Einsatz nicht zu erreichen. Allerdings kann es Risiken durch die Operation, wie eine Narbenbildung und dadurch eine Hörbeeinträchtigung, geben. Das Institut für Qualität und Wirtschaftlichkeit im Gesundheitswesen (IQWiG) hat daher folgende Bewertung abgegeben: „Aufgrund der insgesamt unklaren Effekte der Paukenröhrchen erscheint es sinnvoll, Kinder mit Paukenerguss nicht bereits nach drei Monaten zu operieren, sondern unter sorgfältiger ärztlicher Beobachtung weiter abzuwarten. Diese Behandlungsstrategie scheint langfristig ebenso erfolgreich wie ein Eingriff.

Es ist nicht auszuschließen, dass einige Kinder stärker von der Behandlung mit Paukenröhrchen profitieren als andere. Der Einsatz eines Paukenröhrchens geht aber wie jede andere Operation mit gewissen Risiken einher." Das IQWiG empfiehlt weitere Studien. Der Einsatz des Paukenröhrchens sollte also nicht übereilt werden.

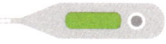

Mundgeruch

Meistens merken Sie es selber nicht, nur ihr Gegenüber rümpft die Nase und schweigt. Das vermeintlich peinliche Thema zu umgehen, erscheint vielen taktvoll, besser wäre es jedoch, es anzusprechen (siehe Kasten auf der gegenüberliegenden Seite). Denn meistens helfen ein paar einfache Maßnahmen, den schlechten Atem loszuwerden. Nur selten weist Mundgeruch auf ernstzunehmende Krankheiten hin. Die Quelle für den schlechten Atem liegt hauptsächlich im Mund selber: Mangelnde Mundhygiene oder aber Zahnprobleme, Infektionen, bestimmte Speisen, saures Aufstoßen und Rauchen können Ursachen des schlechten Atem sein. Allerdings ist schlechter Mundgeruch auch manchmal nur eingebildet. Wenn Sie ständig besorgt sind, schlecht aus dem Mund zu riechen, aber weder Ihr Zahnarzt oder Hausarzt dies bestätigen, leiden Sie wahrscheinlich unter einem eingebildeten Mundgeruch. Psychotherapeutische Gespräche und Verhaltenstherapien können Ihnen helfen, Ihren Mundgeruch wieder realistisch wahrzunehmen.

DAS KÖNNEN SIE SELBST TUN

Das Zauberwort ist „Mundhygiene". Lassen Sie sich am besten von Ihrem Zahn-arzt erklären, wie Sie diese verbessern können, und beherzigen Sie folgende Ratschläge:

1 Putzen Sie sich die Zähne regelmäßig mindestens morgens und abends drei bis fünf Minuten mit einer fluoridierten Zahnpasta.

2 Schrubben Sie nicht zu heftig, um nicht Zahnschmelz und Zahnfleisch zu verletzen.

3 Sie sollten die Zahnbürste alle drei Monate austauschen oder schon früher, wenn die Borsten mitgenommen aussehen oder die Borsten verfärbt sind.

4 Gerade in den Zahnzwischenräumen fühlen sich Bakterien wohl – Zahnseide oder Interdentalbürstchen helfen.

5 Mit einem Zungenschaber oder einer Zahnbürste entfernen Sie Zungenbeläge, die üble Gerüche auslösen können.

6 Auch regelmäßige Mundspülungen – ca. zweimal die Woche – verbessern die Mundhygiene und schützen vor Entzündungen.

7 Nach einem Essen ist ein zuckerfreier Kaugummi eine gute Möglichkeit für die Mundhygiene.

Ein heikles Thema ...

Oft bemerkt man es selbst nicht, wenn man Mundgeruch hat. Den anderen geht es nicht anders: Sie sind darauf angewiesen, von Ihnen einen freundlichen Hinweis zu bekommen.

Es ist ein unangenehmes Thema, keine Frage, aber es ist keinem damit geholfen, wenn es nicht angesprochen wird.

Der Versuch, stattdessen Situationen zu vermeiden, in denen Sie mit dem Mundgeruch konfrontiert sind, kann gerade in der Partnerschaft zu Missverständissen führen.

Aber wie sage ich es nun meinem Arbeitskollegen oder der Partnerin, dass sie Mundgeruch haben?

Die wichtigste Regel: Suchen Sie sich einen ruhigen Moment, wo nicht Kellner oder alle Kollegen mithören. Dieses Thema gehört nicht in die Öffentlichkeit.

Formulieren Sie so, dass es sich nach echter Sorge um die Gesundheit anhört.

Und wenn Ihnen jemand sagt, dass Sie Mundgeruch haben: Bedanken Sie sich für die Ehrlichkeit und die Sorge um Ihre Gesundheit, auch wenn es schwerfällt!

8 Außerdem sollten Sie viel Wasser trinken, um den Mundraum immer schön feucht zu halten und Essensreste runterzuspülen.

9 Falls es auf Sie zutrifft: Hören Sie möglichst auf zu rauchen. Nicht nur, dass das Rauchen insgesamt ungesund ist, gerade Mundgeruch lässt sich mit einem Rauchstopp am effektivsten bekämpfen.

DAS MACHT DER ARZT
Da die Hauptursache für den Mundgeruch meist durch Zahnprobleme ausgelöst wird, ist Ihr erster Ansprechpartner Ihr Zahn-

arzt. Dieser kann Ihnen dann sagen, welche Probleme vorliegen und wie Sie den lästigen Begleiter wieder loswerden. Sol te der Zahnarzt keine Ursachen finden, sollten Sie andere Erkrankungen bei Ihrem Hausarzt ausschließen lassen. So können z. B. Nieren- und Lebererkrankungen, Erkrankungen im Magen-Darm-Trakt und auch Diabetes ganz charakteristischen Mundgeruch hervorrufen. Aber glücklicherweise sind diese Gründe relativ selten.

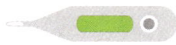

Nasenbluten

Es sieht schon dramatisch aus: Das Blut rinnt Ihnen aus der Nase und in kurzer Zeit sind mehrere Taschentücher voller Blut oder schlimmer noch, Ihre Kleidung trägt Spuren wie nach einer Schlägerei. Dabei haben Sie nichts gemerkt: Ganz plötzlich und ohne Grund fing es unaufhaltsam an zu bluten.

Dass es so schnell zu heftigem Nasenbluten (Epistaxis) kommen kann, liegt an der guten Durchblutung der Nasenschleimhaut: Vorne in der Nase sitzt ein üppiges Gefäßnetz. Oft genügt eine trockene Nase im Winter, kräftiges Schnäuzen, körperliche Anstrengung oder der popelnde Finger, um sich eine blutige Nase zu holen.

DAS KÖNNEN SIE SELBST TUN

Gerade in der kalten Jahreszeit ist die Raumluft durch die Heizung besonders trocken. Die Nasenschleimhaut trocknet aus und es kommt schneller zum Nasenbluten. Sind Sie dafür anfällig, können Nasensalben helfen, die Schleimhaut feucht zu halten. Außerdem sollten Sie die Raumluft etwas befeuchten, sei es mit einem Luftbefeuchter oder mit einem Wasserbehälter auf der Heizung.

Kommt es dennoch zum Nasenbluten, helfen folgende Tipps, den Blutfluss zu stoppen:

- Setzen Sie sich aufrecht hin und beugen Sie den Kopf nach vorne, dann kann das Blut besser aus Nase abfließen.
- Legen Sie einen kalten Eisbeutel oder Waschlappen in den Nacken. Die Gefäße in Nase verengen sich dadurch.
- Nasenspray in das blutenden Nasenloch gesprüht, verengt die Gefäße. Die Blutung wird geringer oder stoppt sogar.
- Drücken Sie die Nasenflügel zusammen, damit die Gefäße komprimiert werden.

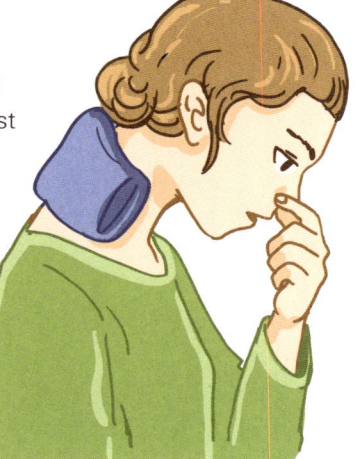

Das hilft bei Nasenbluten: Kopf nach vorne, damit das Blut nicht in den Magen läuft, Kühlung im Nacken und Nasenflügel zusammen drücken.

- Bleiben Sie ruhig! Sonst steigt ihr Blutdruck und verschlimmert das Nasenbluten.
- Vermeiden Sie, das Blut zu herunterschlucken. Blut im Magen verursacht Übelkeit.
- Stopfen Sie keine Taschentücher, vor allem keine Papiertaschentücher, in die blutenden Nasenlöcher. Wenn Sie die Taschentücher wieder entfernen, reißt das Gefäß wieder auf, bei Papiertaschentüchern besteht die Gefahr, dass etwas in der Nase bleibt.

Ist die Blutung gestoppt, sollten Sie sich erst einmal mit dem Nase schnäuzen zurückhalten, sonst fängt alles wieder von vorne an.

 DAS MACHT DER ARZT

Meistens ist Nasenbluten harmlos. Besonders im Winter, wenn Sie wegen der warmen Raumluft eine trockene Nase haben oder wegen der Erkältung häufig die Nase putzen müssen, kommt es häufiger zum Nasenbluten. Meistens stoppt das Bluten nach wenigen Minuten und kommt auch nicht so schnell wieder.

Bitte rufen Sie in den folgenden Fällen unbedingt ärztliche Hilfe oder suchen Sie eine nahe gelegene Arztpraxis oder Ambulanz auf:

1 Das Nasenbluten hält länger als eine halbe Stunde an.

2 Dem Nasenbluten ging ein Sturz voraus, bei dem Gesicht und Kopf in Mitleidenschaft gezogen wurden.

In der Schwangerschaft

In der Schwangerschaft blutet die Nase oft schneller, da die Schleimhäute besser durchblutet und empfindlich sind. Daher fängt mitunter schon beim kräftigen Schnäuzen die Nase an zu bluten. Doch gefährlich ist dies auch jetzt nicht – halten Sie sich an die allgemeinen Tipps, dann sollte die Blutung schnell gestillt sein.

3 Das Blut aus der Nase ist mit einer wasserklaren Flüssigkeit vermischt.

Bei leichten Blutungen kann der Arzt das verletzte Gefäß veröden. Wenn die Blutungen stärker sind, kann eine Tamponade notwendig werden. Dabei werden spezielle Kompressen in beide Nasenlöcher eingeführt, um die Blutungsquelle zu komprimieren und so zu stillen.

Besonders wenn Sie Blutverdünner nehmen, wie Phenprocumon (z. B. Marcumar oder Azetylsalizylsäure wie in Aspirin), können eigentlich harmlose Blutungen zu Notfällen werden, mit denen Sie zum Arzt müssen.

Bei häufigem Nasenbluten sollten Sie Ihren Blutdruck kontrollieren lassen. Bei zu hohem Blutdruck reißen die empfindlichen Gefäße schneller. Auch sollte Ihr Arzt mit einer Blutuntersuchung überprüfen, ob Ihre Blutgerinnung in Ordnung ist.

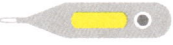

Pollenallergie

Alle Welt ist fröhlich, dass es endlich wieder Frühling wird und die ersten Bäume und Sträucher blühen, aber Sie gehören nicht dazu: Ihre Augen tränen und Sie müssen niesen. Schon im Januar kann es nach milden Wintern mit den Hasel- und Erlenblüten losgehen. Die Allergiesaison endet erst im Spätsommer mit der Getreideblüte. ==Schuld daran ist eine genetische Fehlprogrammierung: Ihr Immunsystem erkennt die Pollen fälschlicherweise als schädliche Erreger und bildet dagegen Antikörper.== Beim nächsten Kontakt wird der Botenstoff Histamin freigesetzt. Dieser ist dafür zuständig, dass Augen und Nase triefen.

Aber nicht nur die Genetik spielt eine Rolle beim Heuschnupfen, sondern zusätzlich auch veränderte Lebensumstände: Optimierte Hygienebedingungen (so eine Theorie), mehr Luftverschmutzung und mildere Winter wirken sich ungünstig aus. ==Pollen der frühblühenden Bäume fliegen heute im Durchschnitt drei Wochen früher als noch vor zwanzig Jahren.== Aber nicht genug, dass die Pollen tränende Augen und Nase verursachen und so Schlaf, Freizeit und berufliche Leistung stören. Unbehandelt kann die Allergie die „Etage" wechseln und dann zusätzlich noch ein allergisches Asthma mit Husten und Atemproblemen auslösen. Dies können Sie durch eine rechtzeitige Therapie verhindern oder zumindest verzögern. ==Manchmal weitet sich die Pollenallergie auch auf Lebensmittel aus.== Viele Nüsse, Getreidesorten, Früchte oder Gemüse sind biologisch eng mit den Blütenpollen verwandt. Birkenpollenallergiker beispielsweise reagieren häufig auch auf Nahrungsmittel wie Äpfel, Birnen, Pflaumen und Mandeln. Man spricht dann von Kreuzallergien.

 DAS KÖNNEN SIE SELBST TUN
Sie sollten alles tun, um möglichst wenig mit den Pollen in Kontakt zu kommen. Achten Sie insbesondere darauf, die Schlafzimmerfenster zu schließen.

1 Besorgen Sie sich einen Pollenkalender und achten Sie auf die aktuellen Vorhersagen. Der Pollenflug ist gegen 5 Uhr am Morgen am stärksten.

2 Wechseln Sie häufig Ihre Kleidung und trocknen Sie die Wäsche im Haus.

3 Mitunter hilft es, wenn Sie vor dem Schlafen duschen, um Ihren Körper, besonders die Haare, von den Pollen zu befreien. Waschen Sie auch Kamm oder Bürste aus.

4   Nehmen Sie soweit notwendig Ihre vor-
    beugenden Medikamente rechtzeitig ein,
    z. B. Mittel mit Cromoglizin wirken erst
    nach ein bis zwei Wochen. Wählen Sie ein
    Mittel ohne Konservierungsmittel.

5   Um sich Ruhephasen zu verschaffen, le-
    gen Sie den Urlaub in die Pollenflugzeit
    und fahren ans Meer oder ins Hoch-
    gebirge.

6   Befreien Sie die Wohnung von Teppichen
    und Gardinen und saugen Sie häufig
    Staub. Der Staubsauger sollte mit einem
    Filter für Schwebstoffe (Hepa-Filter) aus-
    gestattet sein und ein gutes Staubrück-
    haltevermögen haben.

7   Statten Sie Ihr Auto mit einem Pollenfilter
    aus und halten Sie beim Fahren die Fens-
    ter geschlossen.

➕ DAS MACHT DER ARZT

Symptome wie geschwollene und
tränende Augen, verstopfte Nase und ständiges Niesen treiben Sie zwangsläufig zum
Arzt. In der Akutphase eines Heuschnupfens
(Pollinosis) verschreibt der Arzt Ihnen Antihistaminika, Nasensprays und Augentropfen. Ist
die Symptomatik bei Ihnen stark ausgeprägt,
können auch Sprays mit Kortison notwendig
sein. Auf die teilweise noch verbreitete Korti-
sondepotspritze, die in den Muskel injiziert
wird, sollten Sie, auch wenn die Allergie Sie

schlimm erwischt hat, nicht zurückgreifen.
Die Nebenwirkungen und die Langzeit-
wirkungen durch die ständige Abgabe von
Kortison sind eher schädlich für Sie.

Um den „Etagenwechsel" zu verhindern,
ist es wichtig, dass Ihr Arzt den Auslöser der
allergischen Reaktion bestimmt. Hierzu werden bei Ihnen verschiedene Allergene auf-
oder in die Haut eingebracht. Dann wird die
Hautreaktion ausgewertet (Pricktest).

Wenn die Stoffe identifiziert sind, die bei
Ihnen die Niesattacken auslösen, kann Ihr Immunsystem trainiert werden, die Stoffe wieder zu akzeptieren und nicht übermäßig darauf zu reagieren (Hyposensibilisierung). Die
Allergene werden Ihnen dazu in ansteigender
Dosierung mit einer dünnen Nadel ins Unter-
haut-Fettgewebe gespritzt. Entscheidend ist,
dass Sie die Injektionen konsequent und regelmäßig bekommen. Zu Beginn der Hyposensibilisierung müssen Sie wöchentlich
für die Injektion zum Arzt, nach einiger Zeit ist
nur noch eine Injektion pro Monat notwendig,
damit Ihr Immunsystem gegenüber den Pollen tolerant bleibt. Acht von zehn Patienten
profitieren von der Therapie: Manchmal sind
die Symptome komplett verschwunden,
manchmal sind weniger Medikamente nötig
und fast immer kann der gefürchtete „Etagenwechsel" verhindert werden. Allerdings: Sie
müssen die Therapie konsequent drei Jahre
durchhalten, damit Triefnase und Co. der Vergangenheit angehören.

Schnarchen

Das Schnarchen Ihres Partners raubt Ihnen Nacht für Nacht den Schlaf. Einmal eingeschlafen, werden ganze Wälder abgeholzt. Ein paar Knüffe in die Seite und Sie haben ein paar Minuten Ruhe, aber kurz darauf knarzt und sägt es von neuem. Ohrstöpsel oder ein eigenes Zimmer sind die einzige Rettung vor der nächtlichen Ruhestörung.

Grund für das weitverbreitete Schnarchen – immerhin die Hälfte der Männer und ein Viertel der Frauen über 40 Jahren schnarchen – ist das Erschlaffen der Rachenmuskulatur im Schlaf. Die Folge ist ein engerer Luftkanal im Rachen und somit eine schnellere Luftströmung, die beim Ausatmen das Gaumensegel und Zäpfchen zum Vibrieren bringt. Die Erschlaffung der Muskulatur nimmt mit dem Alter zu und damit die Schnarchhäufigkeit. Auch vergrößerte Rachenmandeln oder ein verkürzter Kiefer können Auslöser für das unerwünschte Nachtkonzert sein. Zudem fällt beim Schlafen die Zunge nach hinten, sodass der Luftstrom noch weiter eingeengt wird und sich die Luft geräuschvoll ihren Weg nach draußen bahnt. Das Ergebnis ist ein vielstimmiges Lärmen: Der Lärmpegel reicht von leisem Papierraschlen bis zur Lautstärke eines vorbeibrausenden Lkw, in Extremfällen werden Lautstärken eines Presslufthammers erreicht. Normales Schnarchen ist nicht gesundheitsgefährdend – jedenfalls nicht für den Schnarchenden.

DAS KÖNNEN SIE SELBST TUN

Verzichten Sie auf den abendlichen Schlummertrunk. Dieser entspannt nämlich nicht nur Sie, sondern auch Ihre Rachenmuskulatur und lässt Sie die unerwünschte Töne produzieren. Auch die Veränderung der Schlafposition von Rücken- auf Seitenlage kann oft das Schnarchen verhindern.

Schnäuzen Sie sich vor dem Schlafen, so dass Sie durch die Nase atmen können.

Auch eine Gewichtsreduktion kann Ihnen die Ruhe wieder zurück ins Schlafzimmer bringen – Übergewichtige schnarchen deutlich häufiger als Normalgewichtige.

Auf Beruhigungs- und Schlafmittel sollten Sie ebenso verzichten, da diese nicht nur den Schlaf, sondern auch das Schnarchen fördern.

DAS MACHT DER ARZT

Wenn Nasenpolypen, vergrößerte Rachenmandeln oder eine schiefe Nasenscheidewand die Ursachen für den Krach im Schlafzimmer sind, so können diese operativ entfernt oder begradigt werden. Auch kann die erschlaffte Rachenmuskulatur und das Gaumensegel mit Zäpfchen mit Skalpell oder Laser angegangen werden. Nichtoperativ können Zahnschienen und Nasenpflaster helfen. Hundertprozentigen Erfolg garantieren die Maßnahmen aber alle nicht. Manchmal wird die Lautstärke zwar reduziert oder das Geräusch wird angenehmer, aber ein vollständiges Verschwinden ist nicht zu erwarten.

Wenn Sie schnarchen, sollte ausgeschlossen werden, dass Sie Atemaussetzer haben. Am ehesten merkt Ihre Partnerin oder Ihr Partner diese Aussetzer (siehe Kasten), wenn sie schlaflos neben Ihnen liegt. Diese Atempausen machen nicht nur Ihre Bettgenossen nervös, sondern gefährden auch Ihre Gesundheit. Bluthochdruck, Herzschwäche, Diabetes mellitus und Depressionen können Folgen eines unerkannten und unbehandelten Schlaf-Apnoe-Syndroms sein. Wenn Sie schnarchen und wenn gleichzeitig ein Bluthochdruck bei Ihnen festgestellt wird, sollte auf jeden Fall geprüft werden, ob Sie auch Atempausen beim Schlafen einlegen.

Schlaf-Apnoe-Syndrom (SAS)

Atempausen während des Schnarchens sind ungesunde Begleiterscheinung des nächtlichen Lärmkonzerts. Sinkt die Zunge beim Schlafen komplett in die Luftröhre, so kommt es zu den Atemaussetzern. Dabei kommt es zu einem Sauerstoffmangel: Man wacht kurz auf und schnappt nach Luft. Die Atempausen können zehn Sekunden und länger andauern und sich während einer Nacht hundertfach wiederholen. Haben Sie während des Schlafens Atempausen, fühlen Sie sich nach dem Schlafen alles andere als ausgeruht. Sie sind müde und gerädert und können sich am Tage schlecht konzentrieren. Die Diagnose kann in einem Schlaflabor oder auch zu Hause mit einem Schlafrekorder gestellt werden. Mehr als zehn Aussetzer pro Minute sind behandlungsbedürftig.

Um die Sauerstoffversorgung wieder kontinuierlich sicherzustellen, bekommen Sie ein Beatmungsgerät – gerade so groß wie ein Schuhkarton – mit einer Atemmaske, die mit Überdruck die Atemwege während des Schlafens offen hält. Am Anfang ist die Maske gewöhnungsbedürftig, aber richtig ausgeschlafen haben Sie mehr vom folgenden Tag.

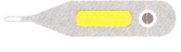

Tinnitus

Sie haben ein bisschen viel Stress gehabt in der letzten Zeit: Beruflich sind 12-Stunden-Tage keine Seltenheit, Hausbau und dann noch Sorgen um die eigenen Eltern. Plötzlich ist da ein Fiepen, ein Rauschen im Ohr. Zuerst denken Sie noch, das wird sich schon wieder geben, aber mit der Zeit wird der Ton lauter und raubt Ihnen Schlaf und Nerven. Auf lange Sicht sind soziale Isolation und Depressionen nicht selten die Folgen des aufdringlichen Dauertons.

Allerdings ist der Ton in Wirklichkeit nie lauter als das Schneeknirschen unter dem Schuh, etwa 20 Dezibel. Die Belastung kommt, wenn man genau hinhört, wenn man Stress hat oder aber den Ton nicht mag.

So richtig verstanden, warum der Tinnitus auftritt, hat man bisher noch nicht. Von Durchblutungsstörungen des Innenohres bis zu Schädigungen der Haarzellen im Hörorgan reichen die Erklärungsversuche zur Entstehung des Tinnitus.

Entzündungen des Innenohrs, ständiger Lärm und ein lauter Knall, beispielsweise durch Feuerwerkskörper, sind geeignete Kandidaten, um einen Tinnitus auszulösen. In den meisten Fällen findet man allerdings keine direkte Ursache.

DAS KÖNNEN SIE SELBST TUN

Oft genug verschwindet der Tinnitus auch ohne jegliche Therapie, sie sollten zum Ausschluss anderer Ursachen des Ohrgeräuschs dennoch zum Arzt gehen. Danach ist Geduld sicher eine gute Strategie, etwas anderes bleibt Ihnen auch nicht. Ist Ihr Tinnitus chronisch, sollten Sie z. B durch Gesprächstherapie versuchen, den bisher häufig als Katastrophenalarm aufgefassten Tinnitus als unwichtiges und ungefährliches Signal umzuinterpretieren, um ihn dann schließlich zu überhören und so mit ihm (besser) leben zu können (= Tinnitus-Retraining-Therapie). Das Konzept des „Überhörens" beruht auf der Erkenntnis, wonach das Hören beim Menschen so abgestimmt ist, dass längst nicht alle vorhandenen Geräusche in das Bewusstsein vordringen. Geräusche, die für Sie völlig unwichtig sind, werden auch nicht von Ihrem Unterbewusstsein zum Bewusstsein weitergeleitet. So nehmen Sie z. B. die Geräusche des Kühlschrankes oder sonstige gewohnte Umgebungsgeräusche nach einer bestimmten Zeit nicht mehr wahr. Dies kann auch mit Ihrem Tinnitus geschehen. Die Wahrnehmung des Tinnitus soll vom bedrohenden Geräusch zu einem nicht belastenden Nebengeräusch verändert werden. Dabei können Ihnen Entspannungsübungen, Psychotherapie und das Erlernen von Stressbewältigungsstrategien helfen. Vor allem bei Schlafstörungen sind solche Übungen sehr wirksam. Für eine Tinnitus-Retraining-Therapie arbeiten Ärzte, Psychotherapeuten und Hörgeräteakustiker mit Ihnen zusammen. Die Behandlung dauert meist ein bis zwei Jahre.

Das Tragen eines „Noisers" kann Ihnen zusätzlich helfen, die Überempfindlichkeit gegen den Tinnitus abzubauen. Der Noiser wird Ihnen vom Arzt verschrieben und wie ein Hörgerät hinter dem Ohr getragen. Der Noiser sendet kontinuierlich Geräusche aus, die Sie als angenehm empfinden und dadurch den Tinnitus positiv in Ihr Hören integrieren. So wird zwar aus dem Feind in Ihrem Ohr kein Freund, aber das ständige Fiepen wird etwas weniger belastend.

Lassen Sie zudem kontrollieren, ob Sie einen Hörschaden haben oder ob Ihr Hörgerät optimal angepasst ist.

DAS MACHT DER ARZT
Wenn Sie ein plötzlich aufgetretenes Ohrgeräusch haben, ist die Wahrscheinlichkeit groß, dass es sich um einen Tinnitus handelt. Trotzdem wird Ihr Arzt durch Untersuchungen ausschließen, dass das Geräusch eine andere Ursache hat, beispielsweise Entzündungen des Mittelohrs, ein Ohrenschmalzpfropf, Durchblutungsstörungen der

Hirngefäße oder auch Tumoren des Hörnervs. Infusionen, mit oder ohne Kortison, Sauerstoff-Überdruck-Behandlung und andere Therapieverfahren dienen eher dem „Etwas-machen-müssen", als dass diese Therapien auf seriösen wissenschaftlichen Erkenntnissen beruhen. Tönt es erst seit drei bis sechs Tagen im Ohr, geben Mediziner heutzutage Kortison gegen den inneren Lärm. Was dies genau im Körper bewirkt, ist noch unklar. Doch nach zehn Tagen sind bei den meisten Patienten – mit oder ohne Behandlung – die Beschwerden weg.

Sich selbst helfen

Wenn Sie der Tinnitus plagt, kann es helfen, sich in einer Selbsthilfegruppe auszutauschen. Mit anderen Betroffenen gemeinsam findet sich vielleicht eine Lösung, wie Sie am besten mit dem Problem umgehen, und ist man nicht mehr allein mit der Belastung, ist schon ein erster Schritt gemacht. Die Deutsche Tinnitus-Liga bietet im Internet viele Informationen zu den Ohrgeräuschen an, weist auf Begleiterkrankungen hin und erläutert ganz grundsätzlich das Hörsystem. Auf www.tinnitus-liga.de können Sie nach Selbsthilfegruppen in Ihrer Region suchen.

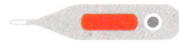

KARIUS UND BAKTUS ZU BESUCH

Zahnschmerzen

Kopf und Atemwege

Schon seit einiger Zeit verspüren Sie beim Kauen einen leichten, dumpfen Schmerz in der linken Wange. Besonders beim Eisessen meldete sich ein Backenzahn, war danach aber wieder friedlich. Jetzt, am Wochenende, könnten Sie vor Zahnschmerzen die Wände hochgehen. Und alle Schmerzmittel, die sonst gut helfen, scheinen nur Smarties zu sein. Der Schmerz quält Sie ganz unbeeindruckt ohne Unterlass, Sie müssen zum Notdienst, um an die Wurzel des Übels zu kommen …

Auch wenn es nicht zu einem solchen Horrorszenario kommen muss: Zahnschmerzen sind immer übel, auch leichtere Schmerzen können einem den Tag verderben. Irgendwie fühlt man sich Zahnschmerzen machtlos ausgeliefert. Sie entstehen immer dann, wenn der Zahnnerv gereizt wird. Das kann ganz verschiedene Gründe haben: Karies, Parodontose oder entzündetes Zahnfleisch sind die häufigsten Übeltäter für die gemeinen Zahnschmerzen.

DAS KÖNNEN SIE SELBST TUN

Bei akuten Schmerzen, die mit schöner Regelmäßigkeit am Wochenende auftreten, wenn Ihr Arzt nicht erreichbar ist, können Sie versuchen, die Schmerzen mit Ibuprofen oder Parazetamol zu bekämpfen und so das Wochenende zu überbrücken. Vermeiden sollten Sie Azetylsalizylsäure (z. B. Aspirin), da dadurch das Blut verdünnt wird und ein operativer Eingriff am Zahn erschwert wird. Kalte Umschläge oder sogenannte Coolpacks auf der schmerzenden Seite können zur Linderung beitragen. Auch Nelken sorgen für Schmerzlinderung: Entweder reiben Sie den entzündeten Zahn mit Nelkenöl ein oder Sie kauen vorsichtig eine Gewürznelke.

Ansonsten: Zähne zusammenbeißen und schnellst möglichst zu Ihrem Zahnarzt.

Vorbeugen: Ein paar Tipps, um Zahnschmerzen und Zahnfleischbluten zu vermeiden:

1 Putzen Sie Ihre Zähne mindestens zweimal täglich drei bis fünf Minuten mit fluoridierter Zahnpasta.

2 Wechseln Sie regelmäßig die Zahnbürste.

3 Putzen Sie Ihre Zähne nur mit leichtem Druck auf der Zahnbürste – zu viel Druck kann den Zahnschmelz zerstören.

4 Benutzen Sie regelmäßig Zahnseide oder Interdentalbürstchen, um auch die Zahnzwischenräume zu reinigen.

5 Mundspülungen können Sie einsetzen, wenn Sie unter Zahnfleischentzündungen leiden.

6 Vermeiden Sie zu viel Süßes, da nicht nur Sie auf Zucker stehen, sondern auch die Bakterien, die Karies verursachen. Wenn es aber trotzdem mal sein muss, sollten Sie danach Ihre Zähne putzen.

7 Wenn Sie Saures gegessen oder getrunken haben, sollten Sie 30 Minuten warten, bevor Sie Ihre Zähne putzen.

8 Für Kinder gibt es spezielle Kinder-Zahnpasten mit geringerem Fluoridgehalt. Etwa ab sechs Jahren, wenn die Kinder zuverlässig ausspucken können, sollten sie auf eine Zahnpasta für Erwachsene umsteigen.

9 Gehen Sie zur jährlichen Vorsorgeuntersuchung, nur so können frühzeitig Schäden erkannt und behandelt werden.

Wenn Sie diese Tipps umsetzen, sollten Ihnen in Zukunft Schmerzdramen am Wochenende weitgehend erspart bleiben!

DAS MACHT DER ARZT
Sie sollten jeden Zahnschmerz beim Zahnarzt abklären lassen. Die Schmerzen sind oft das erste Anzeichen dafür, dass etwas mit Ihren Zähnen nicht in Ordnung ist. Manchmal gilt dabei: Je früher man ein Problem kennt, desto geringer kann der Eingriff ausfallen.

Sauber bis in die Ritzen

Allein mit der Zahnbürste sind Zahnzwischenräume nicht komplett sauber zu halten. Sie machen fast 40 % der gesamten Zahnoberfläche aus. Gerade in diesen Zwischenräumen nisten sich Karies und Parodontitis besonders gern ein. Zwischenräume zu reinigen ist mühsamer als Zähneputzen, aber es lohnt sich. Das bestätigt ein Test der Stiftung Warentest: Der Pflegezustand des Gebisses besserte sich bei allen Teilnehmern – egal, ob sie Zahnseide, Tape, Flauschzahnseide oder Interdentalbürsten benutzten. Daraus resultiert die allgemeine Empfehlung: Bei normal weiten Zahnzwischenräumen nehmen Sie Zahnseiden (Bewertungen auf www.test.de) oder Zahnseide im Halter. Bei erweiterten Zwischenräume und festen Zahnspangen sind Flauschzahnseiden erste Wahl.

Auch häufiges Zahnfleischbluten oder stark gerötetes Zahnfleisch bedeuten, dass Sie Ihre Zähne kontrollieren lassen sollten. Ist die Ursache für Ihre Zahnschmerzen gefunden, werden die entsprechenden Behandlungsschritte mit Ihnen besprochen. Die Schmerzen sollten dann der Vergangenheit angehören.

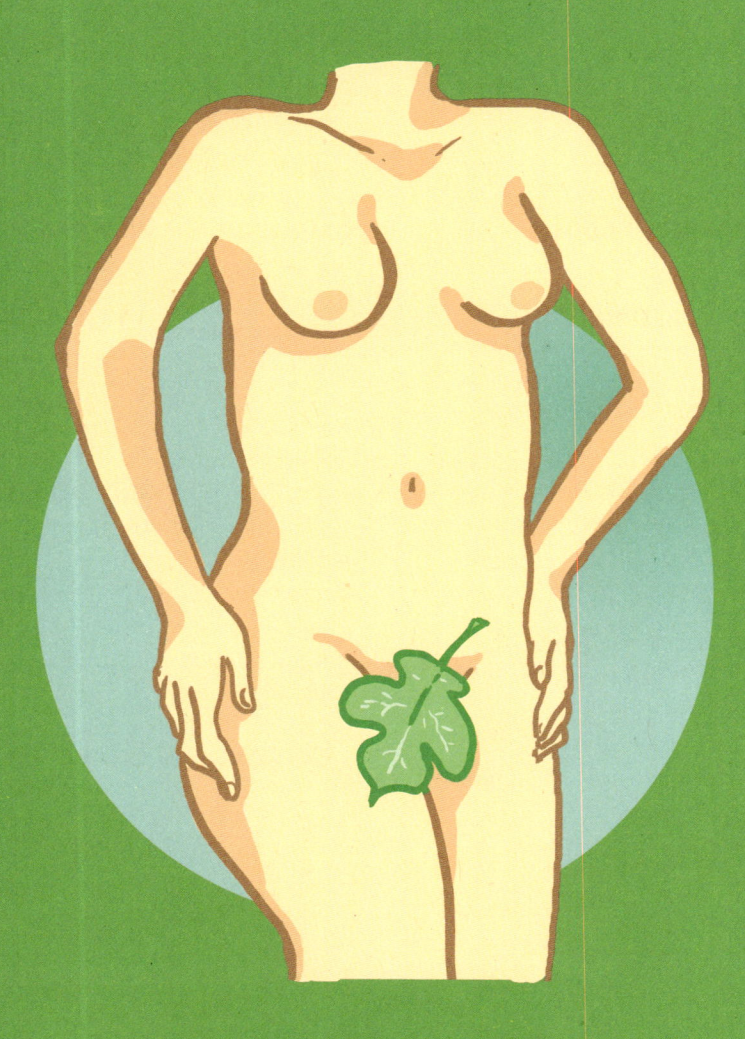

Bauch und Intimbereich

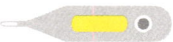

Analfissur und Venenthrombose

Verschiedene Malaisen am After können einem den Tag verderben – eine davon ist die Analvenenthrombose (siehe Abbildung). Haben Sie eine solche, haben Sie einen kleinen Knoten am After, der ziemlich heftig schmerzt. Gestern war er noch nicht da und heute nach dem Krafttraining konnten Sie kaum Sitzen vor Schmerzen.

Auslöser für diesen sehr unangenehmen Schmerz ist eine Thrombose im Venenplexus am Afterausgang. Es ist keine, wie häufig fälschlich angenommen, Thrombose in einer Hämorrhoide. Diese können zwar auch auftreten, machen aber meistens nicht so starke Beschwerden und werden dann auch anders behandelt.

Bei einer Analfissur sind die Schmerzen etwas anders: Sie spüren ein Brennen im Afterbereich besonders beim und nach dem Stuhlgang. Auch Blutauflagerungen auf dem Stuhl sind typisch für eine Analfissur.

Bei der Analfissur handelt es sich um einen Längsriss in der Analschleimhaut. Ausgelöst wird ein solcher Riss beispielsweise durch harten Stuhlgang, chronische Verstopfung oder aber durch innere Hämorrhoiden (siehe S. 74).

DAS KÖNNEN SIE SELBST TUN

Es spricht nichts dagegen, bei einer Analvenenthrombose die Schmerzen mit Medikamenten wie Ibuprofen zu bekämpfen und abzuwarten. Nach ein paar Tagen schmerzt es nicht mehr und der Blutpfropf wird vom Körper wieder abgebaut.

Auch eine Analfissur heilt meist ohne weitere Behandlung wieder ab. Sollten Sie aber länger unter Beschwerden leiden, sollte der Enddarm beim Arzt untersucht werden.

Leider gibt es, da die Analvenenthrombose ohne erkennbaren Grund auftritt, nichts, was Sie als Vorsorgemaßnahme, um weitere Thrombosen zu vermeiden, tun können. Wenn Sie eine Analvenenthrombose bekommen, sollten Sie keine Azetylsalizylsäure (z. B. Aspirin) zur Schmerzbekämpfung nehmen, da Ihr Arzt sonst den kleinen, entlastenden Schnitt nicht machen kann.

Zur allgemeinen Toilettenhygiene sei Ihnen als Vorbeugung geraten:
- Versuchen Sie immer, Pressen beim Stuhlgang zu vermeiden.
- Gehen Sie zur Toilette, wenn Sie Stuhldrang haben. Den Drang zu unterdrücken, kann auf Dauer zur Verstopfung führen

Bauch und Intimbereich

und die Entstehung von Analfissuren und auch Hämorrhoiden begünstigen.

Wenn Sie eine Analfissur haben, kann es günstig sein, wenn Sie zeitweilig Abführmittel wie Lactulose oder Flohsamenschalen zur Stuhlregulation nehmen. Als Faustregel können Sie sich merken, dass Schmerzen beim Stuhlgang und hellrotes Blut auf Papier und Stuhl verbunden mit starkem Brennen entweder auf Hämorrhoiden oder eine Analfissur hindeuten. Plötzlicher, starker Schmerz am After und ein tastbarer Knoten spricht für eine Analvenenthrombose.

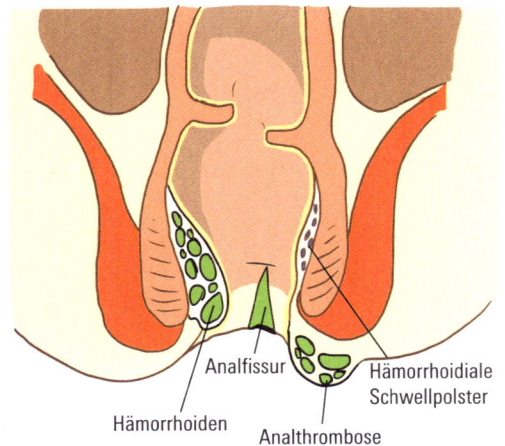

Für viele ein tabuisiertes Thema: der Schmerz am After. Je nachdem, wo er genau sitzt, sind verschiedene Ursachen und damit auch Behandlungswege auszumachen.

 DAS MACHT DER ARZT
Analvenenthrombosen sind für den Arzt eine einfache Blickdiagnose: ein bläulicher, bis pflaumengroßer, Knoten im Bereich des äußeren Afterrands, der zudem sehr schmerzhaft ist. Der Arzt kann die verstopfte Vene unter lokaler Betäubung mit einem kleinen Schnitt von dem Blutpfropfen befreien. Der Blutpfropf wird einfach ausgedrückt. Dadurch kommt es zu einer deutlichen Schmerzlinderung. Der Schmerz kann allerdings noch die nächsten drei bis sieben Tage spürbar sein. Linderung verschaffen betäubende Salben, die direkt auf die schmerzende Stelle aufgetragen werden, und auch Schmerzmittel wie Ibuprofen. In dieser Phase ist es besonders wichtig, den Stuhl weich zu halten. Auch Kühlung mit Cold-Packs können durch ihre abschwellende Wirkung eine Erleichterung darstellen.

Nach dem Abheilen der Analvenenthrombose bleiben häufig kleine Hautlappen (Mariskens) zurück. Diese sind nicht gefährlich, sind aber tastbar und machen die Stuhlhygiene etwas aufwendiger. Feuchte Toilettentücher können hier gute Dienste leisten.

Übrigens: Die Analvenenthrombose ist im Gegensatz zur Beinvenenthrombose (siehe S. 126) keine gefährliche, aber lästige Erkrankung.

Blasenentzündung

Bei Harnwegsinfektionen finden sich Erreger nur im Harntrakt, bei Blasenentzündungen haben sich die Bakterien schon bis in die Blase ausgebreitet. Frauen sind häufiger betroffen, da die Harnröhre bei ihnen deutlich kürzer ist als bei Männern. So haben die Erreger, die meist aus der Analregion stammen, einen viel kürzeren Weg zur Harnblase. Die Erreger können die Harnblase aber nur erreichen, wenn sie den Schließmuskel unterhalb der Blase überwinden, der normalerweise eine gut funktionierende Schranke bildet. Im ungünstigsten Fall kann sich die Entzündung von der Harnblase ausgehend über die Harnleiter auf das Nierenbecken und das Nierengewebe ausbreiten (Nierenbeckenentzündung). Bei einer Nierenbeckenentzündung haben Sie häufig Schmerzen in der Nierengegend und eine erhöhte Körpertemperatur. Häufigster Auslöser ist eine Infektion mit dem Darmbakterium E. coli. Dies stammt aus unserem Genital- und Analbereich und gehört zur gesunden Darmflora. Folgende Faktoren begünstigen die Entstehung einer Infektion:

- Stoffwechselerkrankungen (z. B. Diabetes)
- Schwangerschaft und Geburt
- Geschlechtsverkehr
- Östrogenmangel (z. B. Wechseljahre)
- Harnabflussstörungen durch Prostatavergrößerung
- Tragen eines Blasenkatheters
- zu geringe Trinkmenge
- bestimmte Medikamente, z. B. Immunsuppressiva

DAS KÖNNEN SIE SELBST TUN

Trinken Sie, falls keine andere Erkrankung wie eine Herzschwäche dagegen spricht, etwa zwei bis drei Liter pro Tag. Ob das medizinische Tees, Schwarztee, Mineral- oder Leitungswasser sind, ist unerheblich. Früchtetees sind nicht so günstig, da sie die Blasenschleimhaut zusätzlich reizen. Eine Wärmflasche oder warme Umschläge können helfen, die Muskulatur zu entspannen und die Krämpfe, die von der Blasenmuskulatur ausgehen, zu mildern. Zum Arzt müssen Sie, wenn Blut im Urin ist, wenn Sie Fieber bekommen oder die Nierengegend anfängt zu schmerzen. Schwangeren und Menschen mit Diabetes wird geraten, sich grundsätzlich bei einer Blasenentzündung ärztlich behandeln zu lassen.

Um vorzubeugen, sollten Sie folgende Empfehlungen beachten, denn neben den an-

Bauch und Intimbereich

geborenen Ursachen spielen Ihre täglichen Gewohnheiten eine Rolle:

1 Trinken Sie viel, mindestens zwei bis drei Liter am Tag. Besonders geeignet sind: Wasser, Früchte- oder Kräutertees. Vermeiden sollten Sie z. B.: Zitrussäfte (Orangensaft!) und Alkohol.

2 Setzen Sie sich nicht auf kalte Untergründe und vermeiden Sie kalte Füße. Nasse oder verschwitzte Kleidung sollte so schnell wie möglich gewechselt werden, Badekleidung sofort nach Verlassen des Wassers.

3 Wenn Sie Harndrang haben, sollten Sie nicht zu lange einhalten, sondern sofort zur Toilette gehen.

4 Tragen Sie am besten Baumwollunterwäsche, die Sie regelmäßig bei 60–90 °C waschen. Vermeiden Sie Kunstfasern. Die Unterwäsche sollte nicht so eng sitzen, dass sie den Schambereich reizt.

5 Nach dem Stuhlgang oder dem Wasserlassen von vorne (Scheide) nach hinten (After) abwischen. Dadurch wird das Risiko verringert, dass Bakterien vom After in die Harnröhre gerieben werden.

6 Gehen Sie nach dem Geschlechtsverkehr schnell (innerhalb von 10–15 Minuten) zur Toilette, um die Keime aus der Harnröhre zu spülen.

7 Waschen Sie den Intimbereich am besten nur mit klarem Wasser. Seifen und Desinfektionsmittel reizen die empfindliche Haut und können den Säureschutzmantel Ihrer Haut schädigen.

8 Die Auswahl der Verhütungsmittel ist wichtig. Kondome verhindern die Übertragung von Keimen, die die Infektion auslösen. Spermizide Cremes und mechanische Verhütungsmittel wie die Spirale begünstigen die Entstehung einer Blasenentzündung.

DAS MACHT DER ARZT

Wenn Sie eine akute Blasenentzündung haben, sind die Beschwerden häufig so stark, dass ein weiteres Abwarten nicht gut möglich ist. In der Arztpraxis wird Ihr Urin auf Bakterien und Entzündungszeichen untersucht. Durch die Kenntnis Ihrer Beschwerden, die körperliche Untersuchung und die Urinuntersuchung ist die Diagnose „Blasenentzündung" für den Arzt schnell gestellt. Er verschreibt Ihnen dann ein Antibiotikum, welches Sie drei bis fünf Tage einnehmen müssen. Meistens bessern sich die Beschwerden schon nach dem ersten Tag der Therapie. Die Tabletten müssen aber – wie immer bei Antibiotika – so lange genommen werden wie verordnet, ansonsten kann es schnell zu einem Rückfall mit nachfolgender Nierenbeckenentzündung kommen. Die ist dann deutlich schmerzhafter.

Blinddarmentzündung

Schmerzen im rechten Unterbauch, besonders bei Kindern, lassen sofort die Warnglocke läuten: der Blinddarm ... Wenn sich der Wurmfortsatz entzündet hat (der Arzt spricht von einer Appendizitis), schmerzt es meistens im Unterbauch. Aber es muss nicht immer so eindeutig sein: Besonders bei Kleinkindern und älteren Menschen ist die Diagnose aufgrund der fehlenden oder schwach ausgeprägten Symptomatik manchmal etwas vertrackter. Übelkeit, Durchfall, Fieber und allgemeine Schlappheit können Symptome sein. Und auch wenn Kinder und Jugendliche häufiger betroffen sind, kann sich der Blinddarm natürlich auch noch bei Erwachsenen entzünden und muss dann operiert werden.

DAS KÖNNEN SIE SELBST TUN

Blinddarmentzündung kann man nicht selbst behandeln. Haben Sie den Verdacht, dass Sie oder Ihr Kind einen entzündeten Wurmfortsatz haben, sollten Sie nicht zu lange warten. Lassen Sie es abklären. Bei Schmerzen im Unterbauch – häufig auf der rechten Seite, aber nicht immer – liegt der Verdacht auf Blinddarmentzündung nahe, besonders, wenn eines oder mehrere der folgenden Symptome hinzukommen:

- Verstärkung der Schmerzen durch Anheben des rechten Beins,
- Fieber,
- Durchfall oder Verstopfung,
- Appetitlosigkeit, Übelkeit und Erbrechen.

Übrigens können auch Schmerzen im Oberbauch durch eine Blinddarmentzündung ausgelöst werden. Bis zur Untersuchung ist es wichtig, keine Wärme anzuwenden, da dies die Entzündung nur verschlimmert. Wenn es geht, sollten Sie auf Schmerzmittel verzichten, da sonst unter Umständen die typischen Schmerzzeichen bei der Untersuchung fehlen und die Diagnose und zügige Therapie verschleppt werden.

DAS MACHT DER ARZT

Durch eine körperliche Untersuchung – typisch ist der Druckschmerz im rechten Unterbauch – und ggf. ein Blutbild kann die Diagnose in den meisten Fällen gesichert werden.

Ist es eine Bilddarmentzündung, wird der Blinddarm meistens operativ entfernt – nur in leichten Fällen kann eine Therapie mit Antibiotika versucht werden. Die Operation erfolgt meistens durch eine Bauchspiegelung, d.h. es bleibt keine hässliche Narbe zurück.

Bauch und Intimbereich

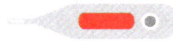

Divertikulitis

Plötzliche Schmerzen im linken Unterbauch, Durchfall, Fieber, Blähungen und ein allgemeines Krankheitsgefühl können Zeichen dafür sein, dass Sie eine Entzündung der Divertikel im Dickdarm, Divertikulitis, haben. Die Divertikulitis tritt erst im höheren Lebensalter auf. Weniger als 10 % der Unter-40-Jährigen, aber 50–60 % der Über-70-Jährigen haben Divertikel. Dies liegt an der zunehmenden Schwäche des Bindegewebes. Die Darmwand „sackt aus" und bildet Divertikel. In schlimmeren Fällen schmerzt der gesamte Unterbauch. Es kann zu Krämpfen, teilweise blutigen Durchfällen oder Verstopfung kommen. Die meisten älteren Menschen haben Divertikel, ohne es zu wissen. Nur wenn sich in den Divertikeln festgesetzte Nahrungsbestandteile, z. B. unverdaute Körner, entzünden, führt dies zur Divertikulitis. Im schlimmsten Fall können die entzündeten Divertikel platzen und die Entzündung dann auf den gesamten Bauchraum übergreifen.

DAS KÖNNEN SIE SELBST TUN

Treten die genannten Symptome auf, sollten Sie einen Arzt aufsuchen. Bei einer Divertikulitis helfen nur Antibiotika, Sie selbst können nichts unternehmen. Vorbeugung:

1 Essen Sie viel Obst und Gemüse: Fünf Portionen Obst und Gemüse täglich.

2 Trinken Sie täglich mindesten zwei Liter pro Tag, soweit Sie nicht an einer festgestellten Herzschwäche leiden.

3 Essen Sie viele Ballaststoffe. Achtung: Ganze Körner möglichst vermeiden.

4 Essen Sie weniger Fleisch.

5 Bewegen Sie sich regelmäßig – jeden Tag 10 000 Schritte sind optimal.

DAS MACHT DER ARZT

Haben Sie eine Divertikulitis, bekommen Sie wahrscheinlich Antibiotika verschrieben. Die entzündete Stelle kann von außen gekühlt werden. Bis zur Heilung wird eine ballaststoffarme Schonkost und ausreichende Flüssigkeit empfohlen. Anhand einer Blutuntersuchung und eines Ultraschalls kann der Arzt das Ausmaß der Entzündung beurteilen. In den seltenen Fällen, in denen der Darm gerissen ist, müssen Sie sofort ins Krankenhaus. Sollten sich bei Ihnen die Divertikel immer wieder entzünden, muss überlegt werden, ob der entsprechende Darmabschnitt nicht operativ entfernt wird.

Divertikulitis

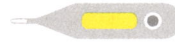

Durchfall

Mal sind es Viren, mal Bakterien im Eier-Nudel-Salat, der zu lange in der Sonne stand, die die Toilette zu Ihrem bevorzugten Aufenthaltsort machen. Die Durchfälle (Diarrhoe) werden oft von Krämpfen im Magen-Darm-Trakt, Übelkeit und Erbrechen begleitet. Auslöser sind häufig Bakterien (Salmonellen, Staphylokokken) oder Giftstoffe, die die Bakterien produzieren. Magen-Darm-Infektionen mit Viren (Magen-Darm-Grippe) können, gerade bei Kindern und älteren Menschen, zu ernsthaften Problemen führen. Viren können sich schnell bei mangelnder Hygiene und engem Körperkontakt verbreiten. Vielleicht kennen Sie das: Ein Kind in der Spielgruppe hat Durchfall und einige Tage später ist Ihr Kind auch dran.

DAS KÖNNEN SIE SELBST TUN

Die Flüssigkeitszufuhr ist bei akutem Durchfall das A und O! Trinken Sie ruhig bis zu drei Litern am Tag. Ihr Körper wird die Flüssigkeit aufnehmen wie ein trockener Schwamm und Ihnen geht es bald besser. Am besten ist eine Elektrolytlösung (siehe Kasten), die Ihren Körper mit wichtigen Mineralstoffen versorgt, sodass trotz des Durchfalls kein Mangel entsteht

Besonders bei älteren Menschen müssen Sie darauf achten, dass die oben angegebene Flüssigkeitsmenge auch erreicht wird. Sie haben oft ein vermindertes Durstgefühl und der tendenzielle Flüssigkeitsmangel wird durch den Durchfall schnell gefährlich verstärkt. Leiden Sie an einer festgestellten Herzschwäche, sprechen Sie mit Ihrem Arzt.

Leiden Sie unter starker Übelkeit und Brechreiz, kann es sinnvoll sein, vorübergehend auf feste Nahrung zu verzichten oder Schonkost zu wählen. Auch wenn Durchfall und Erbrechen die Lust auf das Essen verderben: Gerade bei Kindern ist es wichtig, dass sie nicht zu lange pausieren. Geeignet ist leichte, fettarme Kost: Zwieback, geriebener Apfel, trockenes Brot, Salzstangen oder Haferschleim werden meist gut vertragen und stellen die Nährstoffversorgung sicher.

Sollten Sie vermuten, dass ein bestimmtes Nahrungsmittel der Auslöser für Ihren Durchfall ist, entsorgen Sie die Bakterienquelle.

Bei Virusinfektionen ist gründliche Hygiene (Händewaschen oder -desinfektion) die effektivste Maßnahme gegen die weitere Ausbreitung der Infektion.

Auf verstopfende Tabletten sollten Sie besser verzichten – der Durchfall erfüllt eine na-

Selbstgemischte Elektrolytlösung

Bei Durchfall ist es wichtig, die Mineralstoffe und die Flüssigkeit, die der Körper verliert, zu ersetzen. Die Elektrolytlösung können Sie selbst zubereiten. Von dieser Mischung sollten Sie über den Tag verteilt mindestens zwei Liter trinken. Aber bereiten Sie das Getränk jeweils frisch zu.

Das Rezept: Mischen Sie einen ½ Liter stilles Mineralwasser (oder abgekochtes und wieder abgekühltes Leitungswasser),

1 Teelöffel Kochsalz, 7 – 8 Teelöffel Traubenzucker (haben Sie keinen Traubenzucker im Haus, nehmen Sie ganz normalen Zucker) und einen ½ Liter Orangensaft (oder einen anderen Fruchtsaft/-tee oder Kräutertee).

Wollen Sie auf Saft verzichten, lösen Sie 2 Esslöffel Rohrzucker sowie 1 Teelöffel Salz in 1 Liter abgekochtem, abgekühltem Wasser auf.

---

türliche Abwehrreaktion Ihres Körpers, er möchte schnellstens das ausscheiden, was für ihn schädlich ist. Diese Reaktion unterdrücken Sie mit diesen Mitteln.

 DAS MACHT DER ARZT
Mit einem unkomplizierten akuten Durchfall über einen bis zwei Tage müssen Sie in der Regel nicht zum Arzt. Er verschwindet meistens so, wie er gekommen ist, nämlich von alleine.

Sollte der Durchfall bei Ihnen allerdings länger anhalten, treten zusätzlich weitere Krankheitszeichen wie starke Bauchschmerzen und Fieber auf oder bemerken Sie Veränderungen des Stuhls wie blutige Auflagerungen oder Schleimbeimengungen, sollten Sie auf jeden Fall Ihren Arzt aufsuchen,

um die Ursache zu klären. Das gilt besonders für Säuglinge, kleine Kinder und ältere oder abwehrgeschwächte Menschen. Durch häufige Durchfälle kann der Wasserverlust so groß werden, dass eine Austrocknung des Körpers mit lebensgefährlichen Folgen droht.

Durch den Flüssigkeitsverlust bei Durchfällen können sich Kreislaufstörungen, Benommenheit oder Verwirrtheitszustände verschlimmern oder erstmals auftreten – dann ist absolute Eile geboten und ein Arzt muss geholt werden. Werden Ihre Durchfälle durch Bakterien ausgelöst, wird Ihnen Ihr Arzt nach Bestimmung des Erregers ein entsprechendes Antibiotikum verordnen.

Chronische Durchfälle sind immer ein Grund zu Besorgnis – die Ursache muss geklärt werden.

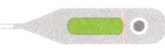

Erektionsstörungen

Auf den Abend hatten Sie sich die ganze Woche gefreut: Nach der anstrengenden Woche wollten Sie mit Ihrer Liebsten in Ruhe kochen, eine gute Flasche Wein aufmachen und dann nachholen, was in den letzten Wochen zu kurz gekommen war: Liebe machen. Alles lief prima, aber als Sie gemeinsam im Bett waren, wollte urplötzlich Ihr bestes Stück nicht so, wie Sie es sich ausgemalt hatten. Er war, wie Sie nach einer durchgearbeiteten Woche, einfach nur schlapp. Dass Ihre Frau große Lust hatte und Sie und ihn durch den Einsatz geballter Erotik wieder aufrichten wollte, machte die Sache für Sie nur noch schlimmer … beim nächsten Mal muss das aber wieder so richtig klappen. Die Erektion ist rein körperlich an sich eine einfache Sache: Bei erotischen Reizen sorgen Nervenimpulse vom Gehirn dafür, dass sich die Arterien im Penisschwellkörper erweitern und dadurch den Abfluss des Bluts über die Venen verhindern. Es verbleibt immer mehr Blut im Penis, was dann letztlich zum Aufrichten (Erektion) des Penis führt. Nach dem Orgasmus vermindert sich die Durchblutung wieder und das Blut kann aus den Schwellkörpern abfließen. Aber Sex ist – anders als oft behauptet und angenommen – auch bei Männern zum Großteil Kopfsache und damit komplexer und störungsanfälliger, als man(n) sich oft eingestehen möchte. Das größte Sexualorgan befindet sich eben zwischen den Ohren.

Fast jeder Mann hat in seinem Liebesleben schon die Erfahrung gemacht, dass die Erektion zum entscheidenden Zeitpunkt ihren Dienst verweigerte. Als junger Mann, weil man unerfahren und aufgeregt ist, mit zunehmendem Alter, weil man mit seinem Kopf bei Arbeit und Karriere ist und auf den Punkt funktionieren muss, und später, weil die Körperfunktionen insgesamt nachlassen und nicht mehr ganz so zuverlässig arbeiten. Eigentlich alles halb so schlimm, wären da nicht die eigenen und auch fremden Vorstellungen und Erwartungen – der Mann, der immer kann … ein Mythos, welcher glücklicherweise an Bedeutung verliert. Schlimm wird es allerdings, wenn sich ein Teufelskreis aufbaut: Das letzte Mal hat es nicht geklappt, wenn es jetzt wieder nicht klappt und ich versage … irgendwann wird dadurch auch die beste Partnerschaft auf eine harte Probe gestellt.

DAS KÖNNEN SIE SELBST TUN

Sprechen Sie über Ihre Probleme! Sprechen Sie mit Ihrer Partnerin – nur gemeinsam können Sie eine Lösung finden. Stellen Sie sich in diesem Zusammenhang auch folgende Fragen:

- Wie oft haben wir Sex? Ist das für uns zu selten/genug/zu häufig?
- Wie lange haben Sie die Erektionsstörungen schon? Gab es dafür einen Auslöser?
- Habe ich morgendliche Erektionen?
- Finde ich meine Partnerin attraktiv oder stört mich etwas – nicht nur sexuell?
- Welche Erwartungen habe ich an den Sex?
- Was, denke ich, erwartet meine Partnerin vom Sex?
- Können Sie in Ihrer Beziehung offen über (Sex-)Probleme reden?

Wenn Sie Dinge offen ansprechen, auch Alltagsprobleme, die erst einmal nicht direkt etwas mit Ihrem Sexualleben zu tun haben, ändert sich häufig auch Ihre sexuelle Zufriedenheit. Erektionsprobleme können ein Hinweis sein, dass in Ihrem Leben etwas nicht stimmt: zu viel Druck, zu viele Erwartungen, Ereignisse, die Sie nicht verarbeitet haben oder Wünsche, die Sie nicht formulieren können oder wollen. Insofern können Ihre Erektionsprobleme auch ein Anstoß sein, etwas in Ihrem Leben zu ändern. Offen über Wünsche und Erwartungen zu reden, kann Ihnen helfen, Versagensängste abzubauen. Wenn Sie als Paar alleine nicht weiterkommen, kann eine Paartherapie weiterhelfen. Haben Sie die Krise gemeinsam überwunden, ist die körperliche Verbundenheit intensiver als zuvor.

DAS MACHT DER ARZT

Belasten Ihre Erektionsprobleme Sie, sollten Sie zunächst mögliche körperliche Ursachen ausschließen. Alleinige körperliche Ursachen für eine erektile Dysfunktion (Erektionsstörungen) sind zwar selten, kommen aber vor. Jahrelanger (schlecht kontrollierter) Diabetes, ein nicht behandelter Bluthochdruck und vor allem das Rauchen können die Erektionsfähigkeit vermindern oder erschweren. Ist bei Ihnen die Erektion gestört, kann dies ein Hinweis sein, dass auch schon andere Gefäße Ihres Körpers in Mitleidenschaft gezogen sind. Besonders die kleinen Gefäße am Herzen sind anfällig für diese Veränderungen – die Gefäßverkalkung. Sie sollten dann dringend die Herzgefäßdurchblutung durch Ihren Arzt überprüfen lassen – z. B. mit einer Belastungsergometrie (EKG bei Belastung). Diabetes und Bluthochdruck müssen vom Arzt behandelt werden, damit die Gefäße geschützt und somit auch Ihre Erektionsfähigkeit wieder verbessert werden kann.

Erkrankungen der Prostata und des Hodens sollten auch vom Arzt ausgeschlossen werden.

Nehmen Sie Medikamente, so fragen Sie Ihren Arzt, ob diese Auslöser Ihrer Erektionsprobleme sein können. Kommen Medikamente als Auslöser infrage, kann Ihnen möglicherweise ein anderes Präparat verschrieben werden. Mit regelmäßigem Sport, Nikotinverzicht, mäßigem Alkoholkonsum und Normalgewicht sorgen Sie dafür, dass Ihre Adern gesund bleiben und die Erektion auch noch im hohen Alter gut funktioniert.

Viagra und Co.

Was ist das eigentlich? Der Wirkstoff in Viagra heißt Sildenafil. Er hat inzwischen zahlreiche Verwandte bekommen, die alle auf eine ähnliche Art und Weise funktionieren: Eigentlich wurden die Wirkstoffe als Blutdrucksenker entwickelt. Sie setzen im Gefäßsystem eine Substanz frei, die zur Erweiterung der Adern führt. Dadurch sinkt zwar auch der Blutdruck, es kommt aber vor allem – ein erotischer Reiz vorausgesetzt – zu einer Erektion.

Der Arzt hilft weiter: Wenn Sie diese Präparate einsetzen wollen, so sollten Sie dies vorher mit Ihrem Arzt – wegen der Nebenwirkungen beziehungsweise Vorerkrankungen – und vor allem mit Ihrer Partnerin besprechen. Nehmen Sie Tabletten nach dem Motto: „Ich will funktionieren und damit klappt das auf jeden Fall", ist das eher gefährlich, da es dann von Mal zu Mal schwieriger wird, ohne Hilfsmittel zu funktionieren. Es entsteht schnell eine psychische Abhängigkeit von den Pillen.

Sex ohne Angst: Wenn Sie die blaue Pille in Absprache mit Ihrer Partnerin nehmen, kann das wieder Wege für eine unbeschwerte Sexualität öffnen: Die Angst ist weg, beide wissen, dass grundsätzlich alles funktioniert und können es das nächste Mal wieder ohne Pille versuchen.

Nicht für jeden: Bei einer Erkrankung – z. B. langjährigen Diabetes – kann es tatsächlich sein, dass eine befriedigende Erektion nur noch mit einem Potenzmittel zu erreichen ist. Sprechen Sie den Einsatz dann auf jeden Fall mit Ihrem Arzt ab, da auch Ihre Herzdurchblutung eingeschränkt ist und Sex letztendlich eine nicht unerhebliche körperliche Belastung ist.

Lieber aus dem Internet? Die „blaue Pille" im Netz zu ordern ist keine gute Idee: Die Gefahr von Fälschungen ist groß. Das Thema Erektionsstörung bei Ihrem Arzt oder Ihrer Ärztin anzusprechen, braucht Ihnen nicht peinlich zu sein, er oder sie hört davon viel öfter als Sie glauben.

Hodenschwellung

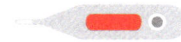

Die Hodenschwellung ist keine eigenständige Erkrankung, sondern ein Symptom, das auf eine Erkrankung hinweist. Zur Hodenschwellung kommt es dadurch, dass sich Flüssigkeit im Hoden ansammelt. Die Hodenschwellung kann Ihnen Schmerzen bereiten, aber auch komplett schmerzfrei sein.

DAS KÖNNEN SIE SELBST TUN

Sie müssen zum Arzt gehen. Die Hodenschwellung kann mit vielen Erkrankungen zusammenhängen.

Um schmerzlose Schwellungen rechtzeitig zu erkennen, sollten Sie Ihren Hoden regelmäßig – alle sechs Monate – abtasten. Jede Größenveränderung, Verhärtung oder Knotenbildung ist verdächtig und muss vom Arzt geklärt werden.

DAS MACHT DER ARZT

Akut einsetzende Schmerzen im Hoden deuten auf eine Hodentorsion hin. Dabei verdreht sich der Samenstrang und die Durchblutung ist unterbrochen. Die Hodentorsion ist ein absoluter Notfall. Sie müssen sofort zum Arzt und operiert werden!

Die Hodentorsion kommt besonders häufig bei Kindern und Jugendlichen vor, kann aber in jedem Alter auftreten. Ebenfalls sehr schmerzhaft ist eine Hodenentzündung bei Mumps – im schlimmsten Fall kann dies zur Unfruchtbarkeit führen. Gegen Masern, Mumps und Röteln gibt es eine Kombinationsimpfung.

Die Nebenhodenentzündung kommt eher im fortgeschrittenen Alter vor und wird durch Viren oder Bakterien verursacht. Sie ist nicht so dramatisch wie die Hodentorsion, sollte aber auch durch einen Arzt behandelt werden.

Die schmerzlosen Hodenschwellungen können durch einen Leistenbruch oder im schlechtesten Fall einen Hodentumor ausgelöst werden.

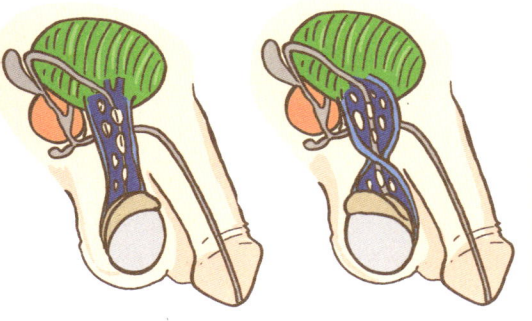

Bei der Hodentorsion werden Gefäße abgequetscht. Das ist sehr schmerzhaft und muss sofort behandelt werden.

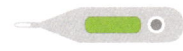

Hämorrhoiden

Neuerdings haben Sie nach dem Stuhlgang häufig Blut am Toilettenpapier und manchmal sehen Sie sogar kleine Blutgerinnsel in der Toilette. Besonders wenn Sie mal wieder etwas stärker beim Stuhlgang pressen mussten, blutet es. Ihr After juckt und nässt nach dem Stuhlgang.

Das Thema ist Ihnen etwas peinlich, Sie sind sich nicht sicher, ob Ihr Hausarzt der richtige Ansprechpartner ist. Aber es hilft nichts, die erhoffte Spontanheilung bleibt aus und so hilft nur der Gang zum Arzt. Ein kurzer Blick genügt und die Ursache für die Blutung ist gestellt: Sie haben Hämorrhoiden.

Hämorrhoiden sind Aussackungen von Gefäßen im Bereich unseres Schließmuskels am Darmausgang (siehe Abbildung auf S. 62). Diese Gefäßerweiterungen entstehen, wenn zu starkes Pressen beim Stuhlgang und zunehmende Bindegewebsschwäche zusammenkommen.

Hämorrhoiden sind keine peinliche, sondern vor allem eine häufige Diagnose. Klar, keiner spricht gerne darüber, schon gar nicht mit Freunden und Bekannten, aber jeder Zweite bis Dritte – je nach Alter und Veranlagung – wird von ihnen beim Stuhlgang geplagt. Hämorrhoiden sind eine Volkskrankheit, Sie befinden sich also in guter Gesellschaft und Ihr Arzt ist mit dem Thema bestens vertraut.

DAS KÖNNEN SIE SELBST TUN

Leiden Ihre Eltern unter Hämorrhoiden, so ist die Wahrscheinlichkeit, dass Sie auch welche bekommen, erhöht. Man weiß, dass es bei der Entstehung von Hämorrhoiden eine genetische Komponente gibt – die Bindegewebsschwäche wird vererbt und so kommt es bei Ihnen unter anderem schneller zu den Gefäßaussackungen.

Die gute Nachricht aber ist, Sie können etwas gegen die Entstehung von Hämorrhoiden tun. Viel trinken, regelmäßig bewegen und eine ballaststoffreiche Ernährung ohne zu viel Fleisch sind die Grundpfeiler, um die Hämorrhoiden zu vermeiden. Menschen, die sich vegetarisch ernähren, sind von Hämorrhoiden viel seltener betroffen. Empfohlen wird auch eine „Schließmuskelgymnastik", um die Durchblutung im Analkanal zu verbessern. Dazu kneifen sie mehrmals täglich den Schließmuskel 30-mal zusammen.

Hilfreich kann es auch sein, täglich zur gleichen Zeit zur Toilette zu gehen, um den Darm an einen Rhythmus zu gewöhnen.

Bauch und Intimbereich

Und: Auch wenn es doch mal schnell auf Toilette gehen soll – was die Ausnahme sein sollte –, vermeiden Sie bitte das Pressen beim Stuhlgang. Damit steigt der Druck in den Gefäßen und Sie beschleunigen das Aussacken der Gefäßwand.

Wenn Sie schon an Hämorrhoiden leiden, sollten Sie unbedingt darauf achten, dass sich diese nicht entzünden. Folgende Hygieneratschläge können Ihnen dabei helfen:

Nach dem Stuhlgang sollten Sie den After mit lauwarmem Wasser reinigen. Wenn Sie unterwegs sind, kann feuchtes Toilettenpapier nützlich sein. Vermeiden Sie alkoholhaltige Erfrischungstücher, diese reizen zu sehr. Reinigen Sie den After nicht mit Seife oder anderen Kosmetika.

Kaufen Sie weiches Toilettenpapier und wischen nur leicht, um die Haut nicht zu reizen.

Vorsicht: Wenn Sie Salben oder Zäpfchen gegen die Beschwerden verwenden, können diese eventuell die Reißfestigkeit von Latexkondomen beeinträchtigen. Als Alternative bieten sich Kondome aus Polyurethan oder Polyisopropen an.

DAS MACHT DER ARZT

Bemerken Sie Blut nach dem Toilettengang, so müssen Sie immer zum Arzt gehen, um die Ursache abklären zu lassen. Der Arzt kann bei einer Untersuchung des Afters meistens die Hämorrhoiden erkennen. Ist die Ursache der Blutung nicht eindeutig die Hämorrhoide, müssen andere Ursachen, z. B. Tumore, ausgeschlossen werden. Dies wird Ihr Arzt mit einer Spiegelung des Enddarms oder des gesamten Dickdarms machen.

Die Auswahl der Diagnostik hängt auch vom Alter ab: In jungen Jahren ist ein Tumor als Ursache für eine Blutung sehr unwahrscheinlich und die Hämorrhoiden als Ursache für die Blutung häufig. Mit steigendem Alter nimmt auch die Gefahr für Dickdarmtumore zu. Ab dem 55. Lebensjahr sollten Sie das Früherkennungsangebot zur Dickdarmspiegelung nutzen!

Steht die Diagnose Hämorrhoiden, wird Ihr Arzt Sie, je nach Ausprägung der Hämorrhoiden, behandeln: Sind die Hämorrhoiden noch klein, können sie verödet werden. Dazu spritzt der Arzt eine alkoholische Lösung in das erweiterte Gefäß. Auch können eine Art Gummibänder vom Arzt über die Aussackungen gestülpt werden – die Gefäße werden dann nicht mehr durchblutet und sterben ab. Sind die Hämorrhoiden schon sehr groß, müssen sie operativ entfernt werden.

Haben Sie nur leichte Beschwerden, wie Jucken und Brennen nach dem Stuhlgang, können auch Salben und Zäpfchen die Symptome bekämpfen. Auf Dauer kann das aber die Hämorrhoiden nicht aufhalten. Früher oder später werden die Hämorrhoiden größer und müssen dann endgültig in einer kleinen Operation entfernt werden.

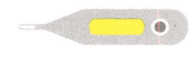

Leistenbruch

Bauch und Intimbereich

Sie tragen sonst schwere Lasten ohne Probleme, machen regelmäßig Krafttraining, doch seit einigen Tagen verursacht schon das Tragen einer leichten Kiste Schmerzen in Ihrer Leiste (vereinfacht gesagt, ist das Ihre Genitalregion). Wenn Sie husten oder auf der Toilette pressen müssen, merken Sie auch einen leichten Druck in der Leistengegend. Zu sehen ist dort aber nichts. Vielleicht eine Überlastung oder aber ein Leistenbruch (Leistenhernie)?

Bei Kindern tritt der Leistenbruch nicht durch Heben oder Bindegewebsschwäche auf, sondern ist im Fall der Fälle bereits angeboren. Er tritt auf, wenn sich die Bauchwand während der Entwicklung des Fötus nicht vollständig geschlossen hat. In der Folge besteht dann eine Öffnung vom Leistenkanal zur Bauchhöhle mit der Gefahr, dass Organe (z. B. eine Darmschlinge oder ein Eierstock) durch die Öffnung aus der Bauchhöhle in den sogenannten Bruchsack austreten. Ein angeborener Leistenbruch ist bei Jungen sehr viel häufiger als bei Mädchen. Meist fällt ein angeborener Leistenbruch dem Kinderarzt durch eine Vorwölbung oder aber eine Schwellung im Bereich der Leiste, dem Hodensack oder den Schamlippen auf.

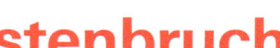 **DAS KÖNNEN SIE SELBST TUN**

Vorbeugend kann es helfen, wenn Sie Ihre Bauchmuskeln trainieren, auf Ihr Gewicht achten und nicht zu schwere Lasten tragen. Müssen Sie beruflich häufig schwer heben und tragen, achten Sie dann besonders darauf, wie Sie Dinge heben und tragen – wenn möglich, sollten Sie eine Pressatmung vermeiden und versuchen, gleichmäßig ein- und auszuatmen. Hilfsmittel wie Hebe- und Tragegurte können die Bauchwand beim Tragen entlasten. Diese Gurte sind nicht mit den nutzlosen Bruchbändern zu verwechseln. Die Bruchbänder wurden früher bei einem bereits vorhandenen Bruch getragen, um den Bruchsack zurückzuhalten. Ein Bruchband führt allerdings dazu, dass Sie die Behandlung verschleppen und damit auf Dauer erschweren. Ist der Leistenbruch schon da oder haben Sie aufgrund des Ziehens in der Leistengegend den Verdacht auf einen Leistenbruch, müssen Sie zum Arzt gehen. Vermeiden Sie bis dahin, wenn möglich, schweres Heben und Tragen.

DAS MACHT DER ARZT

Ist der Leistenbruch nicht deutlich ausgeprägt, ist die richtige Diagnose manchmal nicht so einfach. Auch Blinddarmentzündung, Hüftgelenkverschleiß oder Prostataentzündung können ähnliche Beschwerden verursachen. Aber durch eine gründliche Tastuntersuchung der Leistengegend kann in den meisten Fällen die Diagnose gesichert werden. Ihr Arzt fühlt in der Leiste eine „Lücke", durch die sich der dahinterliegende Darm drückt. Ist die Lücke groß, haben Sie eine sichtbare „Delle" (oder auch einen „Knubbel", wenn der Darm nach außen drückt). Manchmal ist eine Ultraschalluntersuchung nötig. Grundsätzlich gilt, dass jede Hernie operativ wieder verschlossen werden sollte. Denn auch ein kleiner Bruch kann ein wachsendes

Reine Männersache?

Leistenbruch bei Frauen: Auch wenn der Leistenbruch fast reine Männersache ist, bleiben Frauen nicht komplett verschont. Hormonelle Umstellungen können zu Kollagen-Abbau führen und so die Bauchwand schwächen. Kommen dazu dann körperliche Belastungen, kann es zu einem Bruch kommen.

Nicht abwarten: Auch wenn es bei Frauen eher selten vorkommt, bei Beschwerden in der Leistengegend sollte immer ein Leistenbruch bedacht und gegebenenfalls vom Arzt ausgeschlossen werden.

Problem für Sie werden: Unter dem ständigen Druck Ihrer Eingeweide – Darmschlingen –, gibt die Bauchwand weiter nach und der Bruch wird größer. Mit zunehmender Größe steigt die Gefahr, dass ein Darmanteil durch den Bruch rutscht und dann dort die Blutversorgung abgeklemmt wird. Dies kann lebensgefährlich für Sie sein.

Also schieben Sie die notwendige Operation lieber nicht auf die lange Bank. Auch bei plötzlich einsetzenden Schmerzen im Bruchbereich sollten Sie schnell einen Arzt aufsuchen. Vielleicht hat sich dort schon ein Stück Darm eingeklemmt.

Es gibt verschiedene Operationsmethoden. Im Prinzip wird dabei die „Lücke" wieder geschlossen, damit Sie wieder „dicht" sind: Entweder werden die auseinandergezogenen Körperschichten wieder zusammengezogen und vernäht oder die Lücke wird mit einem Netz abgedichtet. Beide Operationsmethoden sind ungefährlich und Sie können das Krankenhaus meistens schon am Tag nach der Operation verlassen – danach heißt es dann aber für Sie erst einmal: Finger weg von schweren Sachen! Achten Sie auf Ihre Ernährung. Sie sollten sich in der kommenden Zeit so ernähren, dass der Stuhl weich ist, damit Sie beim Stuhlgang nicht so viel pressen. Auch bei Kindern wird der Leistenbruch schnell operiert, sind Organe eingeklemmt sofort. Im Allgemeinen ist eine ambulante Behandlung des Kindes möglich.

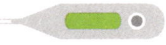

Menstruationsbeschwerden

Jeden Monat die gleichen Probleme: Haut-unreinheiten, Ziehen im Unterleib, Bauch-krämpfe, Übelkeit und manchmal auch Übel-launigkeit sind die Begleiter der monatlichen Regelblutung. Vielleicht gehören Sie zu den Frauen, die vergleichsweise nur wenig Symp-tome haben und die Regelblutung zwar lästig finden, aber nach zwei bis drei Tagen mit dem Thema „durch" sind. Vielleicht gehören Sie aber auch zu den Frauen, die zur Zeit der Re-gelblutung fast vollkommen lahmgelegt sind. Besonders die Regelschmerzen, vom Arzt auch Dysmenorrhoe genannt, sind schlimm und fast nur mit Schmerzmitteln erträglich. Außerdem sind die nachfolgenden Blutungen so stark, dass Sie sich kaum vor die Tür trau-en. An einen normalen Alltag ist während die-ser Zeit kaum zu denken.

Ob Sie zu der einen oder zur anderen Gruppe von Frauen gehören, liegt, neben genetischen Faktoren, hauptsächlich am Pro-staglandinspiegel in Ihrem Blut. Das Hormon ist dafür verantwortlich, dass sich Ihre Ge-bärmutter kontrahiert und die aufgebaute Schleimhaut abgestoßen wird. Daher: Hoher Prostaglandinspiegel im Blut gleich starke Kontraktionen der Gebärmutter gleich starke Regelschmerzen.

Zwar gehört die Menstruation zum Frauen-leben, aber für starke Beschwerden gilt das nicht. Keine Frau muss sie aushalten und meist lassen sie sich gut behandeln.

 DAS KÖNNEN SIE SELBST TUN

Auch wenn Ihnen gerade gar nicht nach Bewegung ist, sollten Sie sich bewegen. Ob Sie joggen, spazieren gehen oder eine Radtour machen, die leichte Bewegung lo-ckert die verkrampfte Muskulatur auf.

Die gleiche Wirkung hat Wärme. Warme Bäder oder die klassische Wärmflasche lassen die angespannte Muskulatur entspannen. Auch Entspannungsmethoden wie Yoga oder autogenes Training verringern langfristig Menstruationsbeschwerden. Aber nur, wenn Sie die Yogamatte nicht nach ein paar Wo-chen wieder in die Ecke stellen.

Sind die Schmerzen regelmäßig so stark, dass Sie ein Schmerzmittel benötigen, hat sich Ibuprofen bewährt. Azetylsalizylsäure (z. B. Aspirin) sollten Sie vermeiden, da durch dieses Medikament die Blutgerinnung ver-zögert wird und dann die Blutung verstärkt würde. Ein krampflösendes Mittel (z. B. Bus-copan) kann in der Regel auch helfen, die ver-krampfte Muskulatur zu entspannen.

Bauch und Intimbereich

DAS MACHT DER ARZT

Kennen Sie einmal den Verlauf Ihrer Regel, können Sie gut einschätzen, ob sich etwas verändert hat, z. B. ob die Regelblutungen mehr schmerzen, ob sie länger andauern und ob Sie vermehrt bluten. Myome, Endometriose, Entzündungen an Eileiter oder Gebärmutter oder auch Eileiterschwangerschaften können der Grund für veränderte Menstruationsbeschwerden sein. Dies sollten Sie dann auf jeden Fall mit Ihrem Arzt oder Ihrer Ärztin klären.

Möglicherweise werden Ihre Menstruationsbeschwerden auch durch die Einnahme der Pille verändert. Auf jeden Fall wird sie durch die Pille meistens deutlich planbarer und die Dauer der Regelblutung verkürzt. Manche Frauen nehmen die Pille ohne Unterbrechung ein, um die Regelblutung komplett zu unterbinden. Ob die kontinuierliche Pilleneinnahme für Sie infrage kommt, müssen Sie mit Ihrem Arzt klären. Grundsätzlich wird die durch die Pille sowieso erhöhte Gefahr einer Thrombose so noch einmal erhöht.

Prämenstruelles Syndrom

Einige Tage vor der Regel geht es manchen Frauen schon „besonders". Die eine hat Unterleibs- oder Kopfschmerzen, die andere ist traurig und gereizt und eine fühlt sich aufgeschwemmt oder allgemein unwohl. Der Fachausdruck hierfür ist „prämenstruelles Syndrom" (PMS). Nicht nur die Auswirkungen, auch die Stärke ist von Frau zu Frau unterschiedlich. Es gibt auch Frauen, die berichten, dass sie an den Tagen vor den Tagen voller Energie sind und Vorhaben gut umsetzen können.

Was tun? Medizinisch geht man davon aus, dass die schwankenden Hormonspiegel während des Monatszyklus für diese Effekte verantwortlich sind. Aber wie es zu den unterschiedlichen Beschwerden und der Schwere kommt, ist nicht geklärt. Bei einer Befragung nannten Frauen fast 200 verschiedene Symptome von Brustschmerzen bis Konzentrationsschwierigkeiten. Ein schlüssiges Behandlungskonzept ist daher nicht in Sicht. Eine Wirksamkeit konnte bisher bei keinem Medikament ausreichend nachgewiesen werden.

Selbsthilfe: Manchen Frauen hilft es, in einem Tagebuch die Beschwerden und Situationen zu beschreiben, ihre Maßnahmen dagegen und was gewirkt hat.

Menstruationsbeschwerden

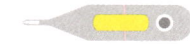

Reizdarm

Sie haben immer einen geblähten Bauch, oft Durchfälle, aber auch manchmal das Gefühl, nicht auf die Toilette zu können. Sie fühlen sich krank, der gesamte Bauchraum tut weh, wenn man darauf drückt. Die Untersuchungen, die Sie beim Arzt durchführen lassen, bringen glücklicherweise keine schlechte Diagnose. Ihr Arzt sagt Ihnen, dass alle Untersuchungsergebnisse gut und dass Sie gesund sind. Trotzdem bleiben die Beschwerden. Sie leiden unter dem Reizdarmsyndrom – einer Erkrankung, die sehr unangenehm, aber nicht lebensbedrohlich ist.

Bisher sind die Ursachen des Reizdarmsyndroms noch nicht genau geklärt. Untersuchungen zeigen aber, dass bei den Patienten die Darmbewegungen gestört sind und zudem die Darmschleimhaut für mechanische oder chemische Reizungen besonders empfindlich ist. Außerdem scheinen manche Patienten eine erniedrigte Schmerzschwelle im Darm aufzuweisen und empfindlicher auf Schmerzen zu reagieren. Psychische Faktoren wie Nervosität, Angst oder Kummer können ein Reizdarmsyndrom begünstigen. Aber: Der Reizdarm ist keine psychische Erkrankung, die Symptome sind nicht eingebildet. Die Beschwerden können behandelt werden.

DAS KÖNNEN SIE SELBST TUN

Der Reizdarm ist vergleichsweise harmlos, einige Krankheiten mit ähnlichen Symptomen sind es nicht: Deswegen gehen Sie zunächst zum Arzt. Bekommen Sie dort die Diagnose Reizdarmsyndrom gestellt, kann Sie das entlasten: Es ist ausgeschlossen, dass Sie an einer lebensbedrohlichen Krankheit leiden. Andererseits ist die Diagnose auch unbefriedigend, da keine ursächliche Behandlung und damit keine endgültige Heilung möglich sind. Das können Sie dennoch tun:

1 Essen Sie regelmäßig. Mehrere kleine Mahlzeiten über den Tag verteilt sind besser als ein üppiges Abendessen.

2 Essen Sie langsam! Durch schnelles Schlingen nehmen Sie zu viel Luft auf, was wiederum Blähungen verursachen kann.

3 Trinken Sie ausreichend, am besten eineinhalb bis zwei Liter am Tag.

4 Normalerweise sind Ballaststoffe günstig für Ihre Ernährung. Aber frisches Obst und Gemüse können in größeren Mengen Blähungen verursachen. Probieren Sie, ob Sie mit weniger Obst und anderen Ballaststoffen weniger Beschwerden haben.

Bauch und Intimbereich

5 Entspannungsmethoden wie autogenes Training, Yoga oder progressive Muskelrelaxation helfen, Stress zu verarbeiten. Das kann auch dem Darm helfen.

6 Gegen Luft im Darm helfen Ihnen eventuell Entschäumungsmittel mit den Wirkstoffen Dimeticon oder Simeticon. Stiftung Warentest sieht diese Mittel als „mit Einschränkungen geeignet" an: Die Wirksamkeit ist nicht eindeutig belegt. Tees mit Anis, Kümmel und Fenchel werden zwar allgemein empfohlen, Studien für die Wirksamkeit gibt es aber nicht.

DAS MACHT DER ARZT

Die Diagnose Reizdarm ist eine Ausschlussdiagnose. Sie sollten mit Ihrem Arzt über Ihre Beschwerden reden. Es werden dann Untersuchungen wie Koloskopie, Sonografie und Tests auf Nahrungsmittelunverträglichkeiten durchgeführt, um andere Krankheiten auszuschließen. Sollte sich keine anderweitige Diagnose ergeben, stellt der Arzt die Diagnose „Reizdarm". Er kann mit Ihnen verschiedene medikamentöse Therapien „testen", da nicht jede Therapie bei jedem Patienten die gleiche Wirkung entfaltet. Teilweise helfen Schmerzmittel, krampflösende Medikamente oder Antidepressiva. Auch kann Ihnen eine Psychotherapie helfen, die Krankheit besser zu verarbeiten. Es gibt kein festes Behandlungskonzept, Sie müssen für sich herausfinden, was Ihnen guttut.

Ein Wort zu ...
Stressabbau

Jeder weiß, dass Dauerstress irgendwann zu körperlichen Symptomen führt: Verspannungen, Kopf-, Magenschmerzen, Reizdarm, Schwindel und Herzstolpern sind die Dauerbrenner unter den Stressreaktionen. Und irgendwie weiß auch fast jeder, dass es guttun würde, sich zu entspannen. Natürlich wäre es prima, wenn Sie regelmäßig Yoga machten oder jeden Morgen 30 Minuten meditierten. Wir nehmen es uns vor und es wird schnell wieder fallengelassen, weil es nicht in den Alltag passt. Damit es klappt, suchen Sie sich etwas, was Ihnen (viel) Spaß macht und was Sie ohne großen Aufwand durchführen können. Es reicht oft aus, wenn Sie einen Yogakurs machen, sich ein paar Übungen merken und diese dann zu Hause ein paar Mal pro Woche machen. Auch regelmäßiger Ausdauersport kann für Sie eine Entspannung bedeuten. Setzen Sie sich keine unrealistischen Ziele. Wenn Sie wenig Zeit haben, schaffen Sie es oft nicht, fünfmal die Woche joggen zu gehen. Viel einfacher ist es, sich einen Heimtrainer vor den Fernseher zu stellen. Integrieren Sie Ihre Aktivitäten so in den Alltag, dass Sie sich nicht noch zusätzlich „Entspannungsstress" verursachen!

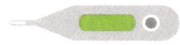

Schluckauf

Mal wieder zu schnell das Essen runtergeschlungen, zu kalt oder heiß getrunken? Prompt meldet sich der Schluckauf. Der unangenehme Hicks-Laut ist erst etwas belustigend, dann wird er lästig. Ihr Zwerchfell ist gereizt und aus dem Takt geraten. Dadurch, dass es sich unkontrolliert zusammenkrampft, wird Luft durch die Stimmritze gedrückt. Die Stimmritze schließt sich, um die Luft zurückzuhalten. Da das nicht vollständig gelingt, fließt etwas Luft an den Stimmbändern vorbei und dann „hickst" es.

DAS KÖNNEN SIE SELBST TUN
Wie oben schon beschrieben, kann es Ihnen helfen, wenn Sie sich auf etwas anderes konzentrieren als auf den nervenden Schluckauf. Stellen Sie sich etwas vor, was Sie ablenkt: Schnell ein paar Rechenaufgaben im Kopf gelöst, eine Wegbeschreibung, ein Ereignis aus der Vergangenheit, alles, was Konzentration erfordert, hilft, den Hickser zu vertreiben.

Ein kaltes Glas Wasser trinken, 30 Sekunden die Luft anhalten, sich erschrecken lassen oder die Zunge gegen den Gaumen drücken sind weitere Tricks gegen den Hicks, die Sie im Zweifelsfall ausprobieren können.

Was am besten hilft, ist für jede Person unterschiedlich. Alle Bemühungen haben zum Ziel, dass das Zwerchfell wieder entspannt wird und wieder im Takt ist.

Aber letztlich ist es beruhigend zu wissen: Der Schluckauf geht meistens wie er gekommen ist: ganz spontan. Durch die Tricks können Sie ihn nur schneller vertreiben.

 ### DAS MACHT DER ARZT
Den normalen, spontan aufgetretenen Schluckauf werden Sie auch ohne Arzt wieder los. Denken Sie einfach intensiv an den Weg zu Ihrem Arzt, wann sind die Öffnungszeiten, wann waren Sie das letzte Mal dort … – indem Sie intensiv an etwas anderes denken, vertreiben Sie den Schluckauf und Ihr Zwerchfell ist wieder richtig getaktet.

Sollten Sie, was selten ist, einen lang anhalten Schluckauf haben, oder haben Sie sehr häufig Schluckauf, so sollte geklärt werden, ob möglicherweise andere Erkrankungen hinter dem an sich harmlosen Hicksen stecken. Ursachen für den chronischen Schluckauf (Singultus), der auf jeden Fall weiter abgeklärt werden muss, sind am häufigsten Magen-Darm-Erkrankungen oder, seltener, Erkrankungen des zentralen Nervensystems.

Bauch und Intimbereich

Ein Wort zu ...
Nahrungsmittelunverträglichkeiten

Laktose-, Fruktose-, Histamin- und Glutenunverträglichkeit und noch viele mehr sind inzwischen für fast alles verantwortlich: Müdigkeit, Ausschläge, Magen-Darm-Beschwerden, Herzrasen, die Liste ließe sich ohne Probleme fortsetzen.

Sicher, es gibt Nahrungsmittelunverträglichkeiten, und ja, die Menschen, die darunter leiden, müssen erkannt und behandelt werden. Aber, die Wahrscheinlichkeit, dass eine Nahrungsmittelunverträglichkeit für die oben genannten Symptome verantwortlich ist, ist eher gering. Meistens ist der Zusammenhang zwischen aufgenommener Speise und den Symptomen relativ eindeutig, sodass die Diagnose nicht so schwer ist. Isst man 500 g Joghurt und muss kurz danach wegen massiver Darmtätigkeit auf die Toilette, ist eine Laktoseintoleranz naheliegend. Andere Intoleranzen – z. B. gegenüber Histamin und Gluten – sind deutlich seltener. Zur Einschätzung:

Die Häufigkeit der Laktoseintoleranz beträgt in Deutschland ca. 15–20 %, Histamin- und Glutenintoleranz sind mit 1–3 % bzw. 5 % eher „Kolibris", wobei die Zahlen je nach Quelle schwanken.

Wenn Symptome nicht erklärbar sind, sollten diese Erkrankungen auf jeden Fall in Betracht gezogen und eventuell durch weitere Untersuchungen ausgeschlossen werden. Aber restriktive Diäten oder teure Therapien ohne Nachweis einer Erkrankung mögen zwar durch den Plazeboeffekt zunächst wirken, sind aber unseriös. Häufig bringt der Ratschlag, „auf die Lebensmittel zu verzichten, auf die man reagiert", eine deutliche Besserung: Bekommen Sie z. B. von Rotwein und (altem) Käse Kopfschmerzen – ein Zeichen für Histaminintoleranz –, ist das für Sie in Zukunft leider passé.

DAS STÖSST IHNEN SAUER AUF

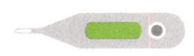

Sodbrennen

Sie spüren ein starkes Brennen und Stechen in der Brust und machen sich Sorgen, es könnte etwas Schlimmes sein. Grund dazu hätten Sie, so Ihre Befürchtung, denn in letzter Zeit haben Sie nicht gerade gesund gelebt: zu wenig Bewegung, zu viel Alkohol und reichhaltiges Essen und dazu mehr als sonst geraucht.

Das sofort bei Ihrem Arzt geschriebene EKG bringt erst einmal Erleichterung. Einen Herzinfarkt haben Sie nicht, aber die Brustschmerzen sind immer noch ziemlich heftig.

Was sich wie ein Herzinfarkt anfühlt ist eine durch Magensäure stark gereizte und entzündete Speiseröhre. Nicht immer sind die Symptome so eindrucksvoll. Vielleicht kennen Sie das saure Aufstoßen nach einem Festmahl oder nach der dritten oder vierten Tasse Kaffee am Tag. Mit vorübergehendem Sodbrennen nach bestimmten Speisen haben viele Menschen zu kämpfen. Läuft die Magensäure aber ständig in die Speiseröhre, kann dies zu ernsthaften Schäden und starken Schmerzen führen. Manchmal ist aber auch nur ein ständiges Räuspern oder chronische Heiserkeit ein Hinweis auf den Reflux, also das Zurückfließen von Magensäure bis in Rachen und Mund.

DAS KÖNNEN SIE SELBST TUN

Haben Sie nur gelegentlich Sodbrennen und wissen Sie, das bestimmte Speisen dies auslösen, gilt es als harmlos. Dann sollten Sie die entsprechenden Speisen mit Vorsicht genießen oder ganz meiden. Meistens sind die Auslöser fettreiche und süße Speisen und Getränke.

Zwar helfen manchmal auch säurebindende Medikamente aus der Apotheke, um die Beschwerden zu lindern. Diese sollten Sie aber nur in Rücksprache mit Ihrem Arzt einnehmen. Besonders umsichtig müssen Sie sein, wenn Sie noch andere Mittel einnehmen. Meist ist ein Abstand von zwei Stunden zwischen den Medikamenten notwendig, damit es nicht zu einer Beeinträchtigung kommt.

Vermeiden Sie Nahrungsmittel, die Ihnen „sauer" aufstoßen. Sie wissen am besten, nach welchen Speisen es bei Ihnen brennt: Fette Speisen, süße Speisen (z. B. Schokolade), Getränke wie saure Fruchtsäfte, Kaffee, kohlensäurehaltige Limonaden und Alkohol, vor allem hochprozentiger und säurehaltiger Alkohol (z. B. Wein), sind die häufigsten Auslöser. Ebenso sollten Sie mit dem Rauchen aufhören.

Folgende Ratschläge können Ihnen das Leben wieder etwas „versüßen":

- Legen Sie sich nicht direkt nach dem Essen hin, denn dann kann der Mageninhalt leichter in die Speiseröhre zurückfließen. Besser ist nach dem Essen ein kleiner Verdauungsspaziergang.
- Es empfiehlt sich, eventuelles Übergewicht zu reduzieren und mehrere kleine, fettarme Mahlzeiten am Tag zu sich zu nehmen statt dreimal eine große.
- Essen Sie nicht mehr spätabends oder nur eine kleine Portion, damit Ihr Magen leer ist, wenn Sie ins Bett gehen.
- Wählen Sie fettarme und eiweißreiche Gerichte, die sind schneller verdaut als fettreiche.
- Lassen Sie die Finger von eiskalten Getränken oder Speisen, durch die Kälte verringert sich die Bewegung der Speiseröhre.
- Wenn Sie vor dem Schlafen das Kopfteil höher stellen, verhindert das das Zurücklaufen der Magensäure.
- Versuchen Sie auch, Stress abzubauen. Helfen können hier verschiedene Entspannungstechniken wie Yoga oder autogenes Training.

DAS MACHT DER ARZT
Leiden Sie ständig unter Sodbrennen, Brennen im Brustbereich, Heiserkeit, chronischem Husten und Magenschmerzen nach dem Essen, sollten Sie auf jeden Fall zum Arzt gehen. Er wird eine Magenspiegelung (Gastroskopie) veranlassen, um der Ursache auf den Grund zu gehen. Bei der Magenspiegelung kann der Arzt erkennen, ob und wo die Schädigung vorliegt: Ist nur die Speiseröhre entzündet oder gibt es auch Geschwüre im Magen. Außerdem werden Proben (Biopsien) aus Ihrem Magen entnommen, um festzustellen, ob Sie einen Magenkeim (Helicobacter pylori) haben.

Sollte sich bei der Gastroskopie der Verdacht erhärten, dass Ihre Schleimhaut durch die Magensäure angegriffen ist oder Sie sogar schon ein Geschwür haben, wird Ihr Arzt Ihnen ein Medikament verschreiben, was die Produktion der Säure im Magen hemmt (Säurepumpenblocker).

Falls bei Ihnen der Magenkeim Helicobacter pylori nachgewiesen wurde, ist eine Therapie mit einer Antibiotikakombination notwendig, damit das Geschwür abheilen kann. Meistens ist dann nach einer Zeit von zwei bis vier Wochen die Therapie beendet und die Symptome verschwunden.

Sollten Sie aber ständig zu viel Säure bilden, kann es notwendig sein, dass Sie den Säurepumpenblocker länger einnehmen müssen. Ein weiterer wichtiger Baustein ist, dass Sie Ihren Lebensstil ändern, damit Sie das Brennen auf Dauer loswerden.

Sodbrennen und Reflux

Steine in der Galle

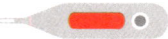

Bauch und Intimbereich

Immer wieder haben Sie nach dem Essen, besonders nach den nicht so selten vorkommenden Festmahlzeiten am Wochenende, ein Völlegefühl, Übelkeit und leichte Schmerzen im rechten Oberbauch. Am Anfang dachten Sie, das wird schon wieder vorübergehen, und die Wärmflasche half meistens auch ganz gut, aber in der letzten Zeit haben Sie fast nach jeder Mahlzeit Beschwerden. Eine kurze Ultraschall-Untersuchung beim Arzt bestätigt: Die Gallenblase ist voll mit kleinen Steinen ...

Die in der Leber produzierte Gallenflüssigkeit wird vom Körper dazu benötigt, die mit der Nahrung aufgenommenen Fette zu verdauen. Unsere Gallenflüssigkeit besteht aus vielen Bestandteilen, unter anderem auch aus Cholesterin. Dies kann unter bestimmten Bedingungen – zu hoher Cholesteringehalt in der Gallenflüssigkeit – auskristallisieren – es entstehen dann Gallensteine.

Die Größe der Steine reicht von ein paar Millimetern bis pflaumengroß – wobei die Größe der Steine nicht entscheidend für die auftretenden Beschwerden ist. Übelkeit, Völlegefühl und die gefürchteten und äußerst schmerzhaften Gallenkoliken können die Folgen sein. Gallenkoliken treten meist dann auf, wenn die Steine die Gallengänge verstopfen und den Gallenfluss in den Darm beeinträchtigen. Die Gallenflüssigkeit staut sich dann in der Gallenblase. Gallensteine können Ihnen so die Lust am guten Essen gründlich verderben.

DAS KÖNNEN SIE SELBST TUN

Dass sich Gallensteine bilden, lässt sich nicht komplett verhindern, insbesondere wenn Sie weiblich, hellhäutig, übergewichtig, älter als 40 Jahre sind, viele Kinder haben, und es oft Gallensteine in Ihrer Familie gibt. Sie können jedoch einiges tun, damit die Steine Sie auf Dauer nicht ärgern:

- Meiden Sie Lebensmittel mit einem hohem Cholesteringehalt wie beispielsweise Butter und Eier und andere tierische Fette.
- Versuchen Sie, Ihr Normalgewicht (Stichwort „BMI" bei der Suche im Internet) zu halten oder zu erreichen.
- Vermeiden Sie Radikaldiäten, da diese geradezu Gallenkoliken provozieren! Langsames Abnehmen ist deutlich gesünder und vor allem nachhaltiger.
- Durch die Aufnahme ausreichender Flüssigkeitsmengen (zwei bis drei Liter pro Tag) können Sie das Auskristallisieren der Gallenbestandteile verhindern.

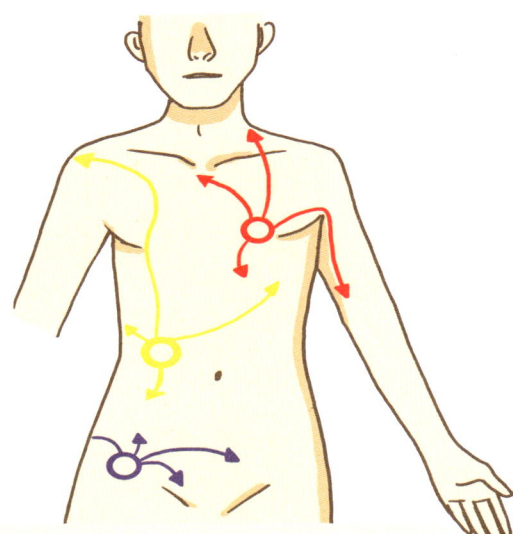

Ausbreitung von Schmerzen bei drei verschiedenen Erkrankungen: Gallensteine (gelb), Blinddarmentzündung (lila), Herzinfarkt (rot)

- Bewegen Sie sich ausreichend – 3 x pro Woche 30 Minuten Bewegung, z. B. Nordic Walking, Radfahren oder Schwimmen.

DAS MACHT DER ARZT

Haben Sie häufig Beschwerden nach dem Essen und nehmen diese mit der Zeit zu, so sollten Sie Ihren Arzt aufsuchen. Gallenkoliken treten – das liegt in der Natur der Sache – gerne am Wochenende nach ausgiebigen Mahlzeiten auf. In diesem Fall bleibt Ihnen leider nichts anderes übrig, als den Arzt im Krankenhaus aufzusuchen, damit er Ihnen die Schmerzen nimmt und klärt, ob die Gallenblase operativ entfernt werden muss.

Ob Sie Gallensteine haben, findet Ihr Arzt mit dem Ultraschall heraus. Außerdem können bei einer Blutuntersuchung bestimmte Werte erhöht sein und sind dann ein Hinweis, dass etwas mit Ihrer Gallenblase nicht in Ordnung ist. Allerdings: Auch wenn Sie Gallensteine haben, müssen Ihre Beschwerden nicht davon kommen. Es gibt viele Menschen mit Gallensteinen, die völlig beschwerdefrei sind. Es gilt also herauszufinden – durch Befragung und Untersuchungen –, ob die Steine tatsächlich die Auslöser für Ihre Pein sind.

Steht also nach der gründlichen Untersuchung fest, dass die Gallensteine verantwortlich für Ihre Beschwerden sind, wird man Ihnen raten, sich von ihnen zu trennen. Zu groß ist die Gefahr, dass sich die Gallenblase entzündet und dann platzt. Dadurch kann sich der ganze Bauchraum entzünden und eine gefahrlose Entfernung der Gallenblase ist nicht mehr möglich. Normalerweise sind Sie daher froh, den Störenfried loszuwerden und die Gallenblase wird mit der Knopflochoperationstechnik – Laparoskopie– problemlos entfernt.

Danach sind Sie Ihre Beschwerden dann los – fettreiche Mahlzeiten sollten allerdings der Vergangenheit angehören. Dadurch, dass Ihnen die Gallenblase fehlt, haben Sie keine großen Reserven an Gallenflüssigkeit, die für die Fettverdauung benötigt wird, und somit sind größere Mengen Fett ein Problem.

Steine in der Galle

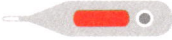

Steine in der Niere

Normalerweise haut Sie nichts so schnell um, aber die Schmerzen, die Sie seit gestern in der rechten Flanke haben, sind unerträglich. Die üblichen Schmerzmittel helfen nicht. Nierenkoliken gehören zu den stärksten Schmerzen, die man bekommen kann – am häufigsten sind Männer betroffen. Sie sind wellenartig, strahlen von der betroffenen Flanke in Rücken und Unterleib aus und werden als vernichtend erlebt. Zusätzlich kann Übelkeit und Erbrechen hinzukommen. Dabei sind die Auslöser winzig klein: Die Übeltäter haben oft nur einen Durchmesser von wenigen Millimetern. Gelangen sie aber vom Nierenbecken, wo sie entstehen, an eine Engstelle im Harnleiter, so kommt es zum Stau. Die Muskulatur des Harnleiters versucht, den Stein loszuwerden, verkrampft dabei immer mehr und die anfangs leichten Schmerzen werden zu einer heftigen Schmerzattacke. Grund für die Steinbildung in der Niere ist die Zusammensetzung des Urins. Wenn sich bestimmte Substanzen – z. B. Kalzium, Phosphat, Oxalat oder Harnsäure – in zu hoher Konzentration im Nierenbecken befinden, bilden sich Steine. Verschärft wird die Situation, wenn Sie zu wenig trinken oder im Sommer oder beim Sport viel Flüssigkeit durchs Schwitzen verlieren.

DAS KÖNNEN SIE SELBST TUN

Werden Sie von einer akuten Nierenkolik heimgesucht, sind die Schmerzen meist so stark, dass Sie eine Schmerztherapie vom Arzt benötigen. Allerdings können NSAR (nichtsteoridale Antirheumatika) wie Ibuprofen oder Diclofenac aus Ihrer Hausapotheke erste Linderung verschaffen. Die weitere Behandlung übernimmt dann Ihr Arzt.

Haben Sie die Schmerzattacke überstanden und ist der Stein entfernt, möchten Sie dieses Erlebnis sicher in Zukunft verhindern. Die schlechte Nachricht zuerst: Hatten Sie einen Stein, so ist die Wahrscheinlichkeit für weitere Steine und schmerzhaften Koliken erhöht. Aber Sie können einiges tun, um die erneute Steinbildung zu vermeiden:

- Trinken Sie mindestens zwei Liter Flüssigkeit verteilt über den Tag. Besonders im Sommer und beim Sport sollten Sie ausreichend trinken. Verzichten Sie auf große Mengen Bier und andere Alkoholika, zuckerhaltige Limonaden, Cola, Kaffee und schwarzen Tee.
- Haben Sie Harnsäuresteine – dies wird durch die Analyse der Steinzusammensetzung festgestellt –, so haben Sie meistens

erhöhte Blutharnsäurewerte – diese sollten Sie durch eine Ernährungsumstellung (siehe Thema „Gicht", S. 140) senken. Möglicherweise benötigen Sie Medikamente, um eine ausreichende Harnsäuresenkung zu erreichen.

- Sind bei Ihnen Kalziumoxalatsteine gefunden worden, so sollten Sie auf Nüsse, Spinat, grünen Tee und schwarze Schokolade verzichten, da diese hohe Mengen an Oxalat enthalten. Übrigens: Oxalatsteine werden durch ausreichend Kalziumzufuhr verhindert. Darum sollten Sie bei Oxalatsteinen täglich mindestens 1 000 mg Kalzium zu sich nehmen. Hilfreich dabei kann bereits die richtige Wahl des Mineralwassers sein. Hinweise finden Sie unter www.test.de/mineralwasser.
- Reduzieren Sie Ihre Kochsalzzufuhr: 4 – 6 g/Tag sind optimal.

Wenn Sie dies beachten, haben Sie gute Chancen, in Zukunft steinfrei zu bleiben.

 DAS MACHT DER ARZT
Die Frage Arztbesuch oder Selbsttherapie stellt sich bei einer ausgewachsenen Nierenkolik gar nicht. Die Schmerzen sind meistens nur durch intravenöse Schmerzmittel und muskelentspannende Mittel erträglich. Sind die Schmerzen unter Kontrolle, kann bei Steinen, die kleiner als sechs Millimeter sind, auf ein spontanes Abgehen aus dem Harnleiter gewartet werden. Viel Bewegung,

Hüpfen und Springen können den Abgang beschleunigen. Bei Steinen über sechs Millimeter ist dies eher unwahrscheinlich.

Ist der Harnleiter durch den Stein verstopft, muss dafür gesorgt werden, dass der Harn abfließen kann, da sonst auch das Nierenbecken durch den ansteigenden Druck in Mitleidenschaft gezogen werden kann. Dazu wird häufig eine Harnleiterschiene eingelegt, die von Nierenbecken bis Harnblase reicht. Diese verbleibt so lange im Körper, bis der Stein entfernt worden ist. Nachgewiesen werden kann der Stein mit Ultraschall oder durch Röntgen bei gleichzeitiger Kontrastmittelgabe.

Prinzipiell gibt es zwei Wege, die störrischen Steine wieder loszuwerden: Entweder man entfernt sie mit Hilfe eines Endoskops, welches durch die Harnröhre über die Blase bis in den Harnleiter bis zu dem Stein geführt wird. Dann kann dieser entfernt werden. Letzteres geschieht mit einem Körbchen oder einer Zange. Ist der Stein zu groß, wird er zertrümmert (Stoßwellen, Laser, Ultraschall). Anschließend werden die Einzelstücke entfernt. Oder aber der Stein wird von außen mit speziellen akustischen Stoßwellen (ESWL = Extrakorporale Stoßwellen Lithotripsie = Steinzertrümmerung von außerhalb des Körpers) zerschossen. Der Vorgang muss manchmal mehrmals wiederholt werden, bis die Steine klein genug sind.

Um eine Infektion zu vermeiden, werden Sie begleitend mit Antibiotika behandelt.

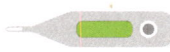

Übelkeit und Erbrechen

Gestern Abend schmeckte die Fischsuppe mit Aioli zwar nicht anders als sonst, aber heute Morgen gibt es „Speisekarte rückwärts" und Sie verbringen die meiste Zeit auf der Toilette. Als alles raus ist, geht es Ihnen etwas besser.

Der Grund für Ihre Magen-Darm-Verstimmung ist wahrscheinlich eine Lebensmittelvergiftung – glücklicherweise nur eine leichte, irgendetwas war mit der Fischsuppe nicht mehr ganz in Ordnung und die Giftstoffe oder Bakterien führen dazu, dass sich Ihr Magen-Darm-Trakt mit Übelkeit und Erbrechen wehrt, um das Verdorbene wieder loszuwerden. Auslöser für das Erbrechen ist unser Brechzentrum im Gehirn. Verdorbene Speisen, bestimmte Medikamente, Alkohol, Reizung der Magenschleimhaut und Störung des Gleichgewichtssinns können dies aktivieren. Die Folge ist, dass uns übel wird und wir uns übergeben. Das Brechzentrum hat gewissermaßen eine schützende Funktion.

DAS KÖNNEN SIE SELBST TUN

Haben Sie erbrochen, so haben Sie schon von sich aus keine Lust auf große Mahlzeiten. In den nächsten Tagen ist also Schmalhans Küchenmeister. Auf der Speisekarte steht für Sie Schonkost: Zwieback, Kartoffelbrei und mit Wasser gekochter Haferschleim sind gut verträglich – fettreiche Speisen sollten erst einmal nicht auf dem Speiseplan stehen. Es gilt, die verlorene Flüssigkeit und nun fehlenden Elektrolyte zu ersetzen. Der beliebte Tipp Cola und Salzstangen, den Sie sicher auch kennen, ist vom Grundsatz nicht falsch. Es sollen Flüssigkeit, Zucker (Glukose) und Elektrolyte (Salz) ersetzt werden, da Sie diese Stoffe durch das Erbrechen übermäßig verloren haben. Noch sinnvoller ist es aber, eine spezielle Elektrolytlösung zu sich zu nehmen. Diese gibt es entweder als Pulver zum Auflösen zu kaufen oder Sie mischen sie selbst (für ein Rezept siehe „Durchfall", Seite 68).

Gegen Bauchkrämpfe helfen eine Wärmflasche oder warme Bauchwickel. Und am nächsten Tag sieht die Welt schon wieder besser aus.

DAS MACHT DER ARZT

Müssen Sie sich immer wieder erbrechen und scheint es, als ob keine Besserung in Sicht sei, so muss die Ursache von Ihrem Arzt geklärt werden. Normalerweise tritt eine Besserung ein, wenn Sie sich ein paarmal erbrochen und so die verdorbenen

Fragen bei Verdacht auf eine Pilzvergiftung

Wenn Übelkeit und Erbrechen nach einem Pilzessen auftreten, liegt eine Pilzvergiftung nahe und Sie müssen sofort einen Arzt oder eine Klinik aufsuchen.

→ Wann wurden die Pilze gegessen, wann traten die Symptome erstmals bei Ihnen auf?

→ Welche Pilze haben Sie gesucht: Lamellen- oder Röhrenpilze, Pilzgröße, Hutfarbe, Lamellenfarben, Knolle oder Ring am Stil?

→ Haben noch andere die Pilze gegessen und haben sie dieselben Symptome wie Sie?

→ Haben Sie noch Pilzreste, die ein Pilzexperte beurteilen kann (Abfälle, Essensreste, notfalls auch Erbrochenes)

→ Bei Verdacht auf Knollenblätterpilzvergiftung – Vergiftungserscheinungen oft erst nach sechs bis acht Stunden – müssen Sie sofort in ein Krankenhaus.

→ Kontakt zur Giftnotrufzentrale aufnehmen: Ortsvorwahl + 1 92 40

Pilzgerichte dürfen nur einmal wieder aufgewärmt werden. Sonst können Stoffe entstehen, die Übelkeit und Erbrechen hervorrufen.

Wenn Sie sich in den Wald aufmachen und Pilze sammeln wollen, sollten Sie sich vorher fachkundig machen, damit Sie keine giftigen Exemplare sammeln. Am besten gehen Sie mit Pilzexperten einige Male in den Wald oder besuchen einen Kurs. Nur per Buch oder Bestimmungs-App die richtige Auswahl zu treffen, ist nicht einfach und risikoreich.

Speisen wieder ausgeschieden haben. Andauernder Flüssigkeitsverlust durch häufiges Erbrechen muss – gerade bei Kleinkindern und älteren Menschen – gegebenenfalls durch Infusionen ersetzt werden. Außerdem kann Ihr Arzt dann klären, ob wirklich nur der verdorbene Magen für die Übelkeit verantwortlich ist. Der Arzt kann Ihnen auch Medikamente gegen die Übelkeit und das Erbrechen verschreiben. Treten Übelkeit und Erbrechen ständig auf, ist das Erbrochene blutig, haben Sie starke Krämpfe oder folgte das Erbrechen einem vorherigen Pilzessen (siehe Kasten oben), deutet diese auf schlimmere Erkrankungen hin, die auf jeden Fall schnell ärztlich geklärt werden müssen.

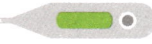

Verstopfung und Blähungen

Sie gehen auf Reisen und die ersten Tage geht gar nichts: Die berüchtigte Reise-Verstopfung hat Sie erwischt. Aus Erfahrung wissen Sie, dass diese vorübergehend ist und danach alles wieder im Takt. <mark>Die Frage, was ist im Takt, d. h. wie oft muss ich Stuhlgang haben,</mark> ist immer wieder Anlass für besorgte Fragen und manchmal auch übertriebene Bemühungen, zur Toilette gehen zu können. <mark>Die Spannbreite reicht von dreimal wöchentlich bis dreimal täglich und ist individuell sehr verschieden.</mark> So wie unser Herzschlag unterschiedlich schnell ist, so unterscheidet sich auch die Geschwindigkeit der Darmbewegungen. Wenn Sie nur alle zwei Tage Verdauung haben, müssen Sie sich keine Sorgen machen und vor allen Dingen nicht zu Abführmitteln greifen.

 DAS KÖNNEN SIE SELBST TUN
Genügend Bewegung, ballaststoffreiche Ernährung und ausreichend Flüssigkeit sind die drei Säulen, die unsere Verdauung positiv beeinflussen. Wenn Sie diese berücksichtigen, ist sichergestellt, dass Ihr Darm aktiv bleibt und bei der Verdauung nichts stockt. <mark>Wenn Sie dann noch berücksichtigen, dass Sie nicht jeden Tag Verdauung haben müssen</mark> <mark>und das Ganze entspannt angehen, reguliert sich Ihre Darmtätigkeit meistens ganz von selbst.</mark> Um den Darm in Schwung zu bringen oder zu halten, können sie diese Tipps ausprobieren:

1 Trinken Sie direkt nach dem Aufstehen ein lauwarmes Glas Wasser.

2 Trinken Sie eine Tasse (Bohnen-)Kaffee zum Frühstück.

3 Mischen Sie ein bis zwei Esslöffel Leinsamen morgens unters Müsli – Müsli am besten mit Joghurt oder Kefir anrühren.

4 Lassen Sie Flohsamen (Reformhaus oder Apotheke) in einem Glas Wasser quellen und trinken Sie diese.

5 Nehmen Sie ein bis vier Esslöffel Milchzucker über den Tag verteilt zu sich.

6 Essen Sie Trockenobst und trinken Sie viel Wasser dazu.

Problematisch kann es werden, wenn Sie anfangen zu pressen und den Stuhlgang erzwingen wollen. Dadurch verkrampft sicher eher alles und es wird noch schwieriger, die gewünschte Erleichterung zu bekommen. Ge-

Bauch und Intimbereich

Woher kommen Blähungen?

Ein Zeichen guter Ernährung: Blähungen sind meistens nichts Krankhaftes – sie sind zwar unangenehm und manchmal auch peinlich, aber häufig durch eine einfache Umstellung der Ernährungsgewohnheiten in den Griff zu bekommen. Man kann sogar sagen, dass Blähungen – also die Bildung von Verdauungsgasen – zu einer gesunden Verdauung dazugehören.

Nur, wenn es stört: Ballaststoffe, die die Tätigkeit des Darms anregen, verursachen auch vermehrt Blähungen, sind also gewissermaßen Nebenwirkung einer gesunden Ernährung. Wer aber ständig das Gefühl hat, sein Bauch sei mit Luft gefüllt, und diesen Zustand als äußerst unangenehm und schmerzhaft empfindet, leidet möglicherweise an einem Reizdarmsyndrom (siehe S. 80). Um allzu starke Blähungen zu vermeiden, sollten Sie herausfinden, was die Übeltäter sind und diese dann möglichst meiden.

Sind Sie intolerant? Bei Lebensmittelunverträglichkeiten (Fruktoseintoleranz, Laktoseintoleranz) beispielsweise ist die Sache eindeutig: Wenn Sie die entsprechenden Nahrungsmittel meiden, werden die Blähungen schon deutlich geringer.

rade mit dem Älterwerden wird oft auch die Darmtätigkeit etwas träger. Sie fühlen sich unwohl, weil es nicht mehr so wie früher funktioniert. Greifen Sie dann aber bitte nicht langfristig zu Abführmitteln, da sich Ihr Körper daran gewöhnen kann und die Verdauung dann noch schlechter in Gang kommt.

DAS MACHT DER ARZT

Kritisch ist eine Verstopfung dann, wenn sie neu aufgetreten ist oder Sie Verstopfung und dann wieder Durchfall haben und dabei möglicherweise auch noch Gewicht verlieren. Dann sollten Sie auf jeden Fall Ihren Arzt aufsuchen. Diese Veränderung der Stuhlfrequenz kann ein Hinweis auf eine bösartige Darmveränderung sein, die durch eine Darmspiegelung abgeklärt werden muss. Nutzen Sie die Vorsorgedarmspiegelung ab dem 55. Lebensjahr! Manchmal verursachen Medikamente Verstopfungen, z. B. starke Schmerzmedikamente. Falls Sie diese nehmen müssen und andere Maßnahmen nicht helfen, kann die Einnahme von Abführmitteln notwendig werden. Auch nach Operationen, z. B. Leistenbruch, Hämorrhoiden, können Abführmittel sinnvoll sein, um den Stuhl weich zu halten und die Operationsnarben zu entlasten.

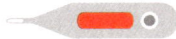

Würmer

Allein beim Gedanken daran, sträuben sich vielen die Haare. Würmer sind für die meisten Menschen eklig. Faden- oder Madenwürmer sind aber bei Kindern nicht so selten. Kinder stecken alles in den Mund und dabei kann es schon mal vorkommen, dass sich ein Wurmei darunter befindet. Daraus schlüpfen in kurzer Zeit die Würmer. Die weiblichen Madenwürmer legen nachts Eier in der Nähe des Darmausgangs ab. Der Juckreiz lässt den Nachwuchs an den betroffenen Stellen kratzen und die Wurmeier werden weiter verteilt. Würmer sind mit bloßem Auge zu erkennen – Madenwürmer sehen aus wie weiße Nähfäden, weshalb man sie als Fadenwürmer bezeichnet – und die Symptome eindeutig. Der Juckreiz und der Blick in die Windel oder das Töpfchen sichern den Verdacht. Die Wahrscheinlichkeit, dass die anderen Familienmitglieder befallen sind, ist hoch, denn Würmer sind anhänglich, extrem widerstandsfähig und können längere Zeit außerhalb des Körpers überleben.

DAS KÖNNEN SIE SELBER TUN

Hygiene steht an erster Stelle, um eine erneute Infektion zu vermeiden. Das sollten Sie beachten, um eine Infektion beziehungsweise Ausbreitung zu verhindern:

1 Nach jedem Toilettengang die Hände sehr gründlich mit Wasser und Seife waschen.

2 Unter- und Bettwäsche täglich wechseln.

3 Unter- und Bettwäsche möglichst bei 60 °C, eventuell sogar bei 90 °C waschen.

4 Stuhlgang beobachten – sind die weißen Fadenwürmer erkennbar?

5 Fingernägel kurz halten, dort bleiben die Madenwurm-Eier hängen.

6 Fingernägel mit einer Nagelbürste abschrubben.

7 Nach jedem Stuhlgang den After mit einem Waschlappen reinigen (nur ein Mal benutzen!).

8 Nachts eng anliegende Unterhose tragen, damit keine Würmer ins Bett gelangen.

9 An Mitinfektion von Familienmitglieder denken und eventuell mit behandeln.

DAMIT ZUM ARZT

Die Diagnose ist meist einfach, sollte es aber dennoch nicht ganz klar sein, kann ein Klebestreifen am Darmausgang Klarheit verschaffen. Die Wurmeier haften dort an und

Anderes Wurmgetier

Eine Infektion mit Rinder- und Schweine-bandwürmern ist durch die hohen Hygie-nestandards in Deutschland unwahr-scheinlich. Als „Reisemitbringsel" können diese Würmer allerdings immer mal wie-der auftreten – essen Sie auf Reisen keine Lebensmittel zweifelhafter Herkunft, besonders Fleisch ist riskant.

In Deutschland können – wenn auch rela-tiv selten – Infektionen mit dem Fuchs-bandwurm auftreten. Die Infektion erfolgt über die Wurmeier die mit dem Kot aus-geschieden werden. Meistens werden die Eier allerdings nicht direkt übertragen, sondern von Haustieren, die Kontakt mit dem Fuchskot hatten, eingeschleppt. Im Fell verhakte Eier können dann vom Men-schen aufgenommen werden. Nicht ganz klar ist, ob Nahrungsmittel (Waldfrüchte) mit Wurmeiern eine Rolle bei der Über-tragung spielen.

Werden die Eier dann vom Menschen aufgenommen schlüpft im Darm eine Larve, die durch die Darmwand in innere Organe wie Leber und Lunge eindringt (Echinokokkose) und schwere Symptome verursacht. Die Echinokokkose ist eine ernsthafte und unbehandelt eine lebens-bedrohliche Erkrankung.

Besteht der Verdacht auf eine Echinokok-kose kann die Diagnose mit Ultraschall und Bluttests gesichert werden.

Je nach Stadium wird die Echinokokkose chirurgisch und/oder mit Antihelmin-thika – Medikamente gegen Würmer – behandelt.

Selten befällt der Fuchsbandwurm auch Hund und Katze, die dann die infektiösen Eier ausscheiden. Eine regelmäßige Ent-wurmung der Haustiere schützt nicht nur vor Fuchsbandwürmern.

der Arzt kann sie unter dem Mikroskop er-kennen. Ist die Diagnose gestellt, werden wurmabtötende Tabletten verschrieben, die in der Regel gut verträglich sind und nur einige Tage genommen werden müssen. Außerdem kann es sein, dass Ihr Arzt anderen Familien-mitgliedern empfiehlt, ebenfalls eine „Wurm-kur" durchzuführen. Dies ist besonders dann sinnvoll, wenn man mit der betroffenen Per-son in einem Bett schläft. In der Folgezeit ist darauf zu achten, dass Sie sich nicht erneut anstecken.

Würmer

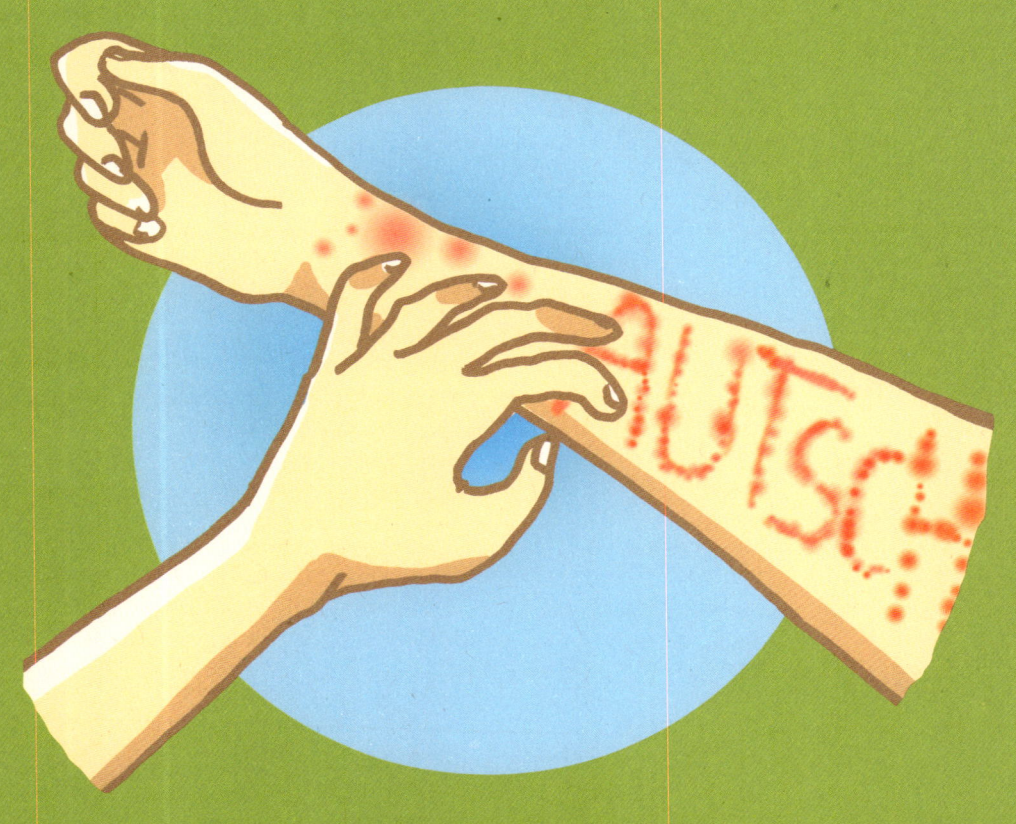

Haut, Nägel und Haare

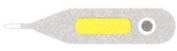

Abszess, Lipom und Atherom

Eine kleine Entzündung der Haarwurzel (Furunkel) wird deutlich größer: Sie können die gelbliche Eiteransammlung unter der Haut erkennen. Abszesse können überall unter der Haut entstehen und sind eine Ansammlung von „Zellmüll" und Bakterien. Oft sind kleine Entzündungen, z. B. nach dem Rasieren, der Ausgangpunkt. In der Pofalte mit ihrem feuchtwarmen Klima entstehen oft Abszesse. Oder die kleine Schwellung am Hinterkopf: Die haben Sie schon öfter bemerkt. Bis jetzt hat sie Sie nur wenig gestört, aber jetzt ist sie größer geworden und schmerzt, wenn Sie darauf drücken.

Atherome (auch Grützbeutel genannt) und Lipome sind gutartige Knoten, die unter der Haut liegen. Das Atherom ist eine sogenannte Zyste. Das heißt, ein Häutchen trennt das Gebilde vom sonstigen Gewebe, hat es quasi fest verkapselt. Diese Zyste ist mit Fetttropfen, Fettkristallen und Hautzellen gefüllt. Das Lipom hingegen besteht aus einer Ansammlung von Fettzellen. Atherome finden sich besonders an Kopf und Nacken, Lipome kommen am ganzen Körper vor.

DAS KÖNNEN SIE SELBST TUN

Lassen Sie sowohl bei Abszessen als auch Lipomen oder Atheromen am besten die Finger weg. Beim kleinen Abszess können Sie in der Regel warten, bis er sich von selbst öffnet. Dann die Stelle desinfizieren und mit einem Pflaster abdecken. Eine sogenannte Zugsalbe kann manchmal die „Reifung" eines Abszesses beschleunigen. Quetschen und Herumdrücken sind zwar sehr verführerisch, aber meistens nicht erfolgreich.

Auch wenn Sie das Gefühl haben, die Entzündung ist „reif", so besteht immer die Gefahr, dass Sie den Eiter

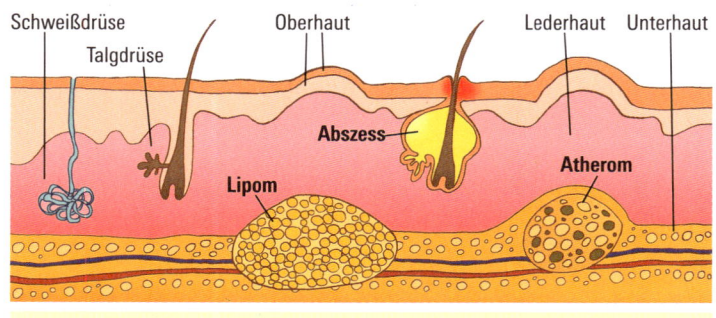

Schweißdrüse   Oberhaut   Lederhaut   Unterhaut
Talgdrüse
Abszess
Lipom
Atherom

Schwellungen der Haut: drei verschiedene Ursachen.

Abszess an der Brust

Bei stillenden Frauen kann sich an der Brustdrüse ein Abszess bilden. Ursache hierfür ist häufig ein Milchstau, der zu einer Brustdrüsenentzündung geführt hat. Ein Milchstau beruht meist auf Überanstrengung oder aber das Baby wird nicht richtig angelegt oder fasst die Brustwarze nicht gut. Die Hebamme weiß Rat. Ein Quarkwickel kann Erleichterung verschaffen (siehe S. 160).

nicht komplett entfernen können oder im ungünstigen Fall, das Sie ihn noch weiter im umliegenden Gewebe verteilen und damit die Sache noch verschlimmern. Bitte auch nicht selbst den Abszess aufschneiden. Das muss ein Arzt mit sterilem Werkzeug machen! Einen Furunkel können Sie zur Not aber mit einer sterilen Kanüle (und mit nichts Anderem!) auch selbst aufstechen. Bei Lipomen und Atheromen gilt: Solange die Geschwulste klein sind und Sie nicht stören, müssen sie nicht entfernt werden. Entzünden sie sich, brauchen Sie aber gar nicht erst mit Zugsalben zu experimentieren, das kostet nur Zeit und bringt nichts. Wenn die Geschwulst wegmuss, führt kein Weg am Arzt vorbei: Ein kleiner Schnitt reicht oft zur Behandlung aus.

 DAS MACHT DER ARZT

Haben Sie einen Abszess und bekommen Fieber oder fühlen sich schlapp, ist das ein Zeichen dafür, dass sich die Bakterien im Körper ausbreiten. Dann müssen Sie sofort einen Arzt aufsuchen! Auch ein Abszess im Gesicht ist kritisch, da bei diesem die Gefahr besteht, dass Bakterien direkt ins Gehirn gelangen und dort Unheil anrichten.

Abszesse auf der Haut können im ungünstigen Fall eine Blutvergiftung (Sepsis) hervorrufen. Sie sehen in einem solchen Fall einen roten, oft auch dunklen Streifen auf der Hautoberfläche. Dies ist ein Zeichen dafür, dass Sie sehr schnell ärztliche Betreuung benötigen.

Ein Abszess wird unter lokaler Betäubung eröffnet und der Eiter kann abfließen. Nur in seltenen Fällen – bei wirklich ausgedehnten Abszessen – müssen Sie zusätzlich noch ein Antibiotikum einnehmen. Nach ein paar Tagen ist der Abszess dann wieder komplett abgeheilt.

Lipome werden nur entfernt, wenn Sie sie stören. Falls Sie sich Sorgen machen, ob es überhaupt ein Lipom ist oder ob die Geschwulst vielleicht doch bösartig ist, ist dies für Ihren Arzt leicht zu klären. Entzündet sich die Geschwulst, wird sie unter örtlicher Betäubung entfernt. Bei der Entfernung des Atheroms ist es wichtig, dass die Kapsel mit entfernt wird. Bleibt die Kapsel im Körper, so bildet es sich erneut.

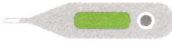
Akne und Pickel

Haut, Nägel und Haare

Pickel nerven. Sie kommen plötzlich, scheinbar ohne Grund und jeder kann sie sehen. Quetschen und dran herumdrücken helfen nicht, im Gegenteil, alles wird noch schlimmer. Auch die meisten Cremes und Mittelchen, egal wie teuer, führen nicht zu einem Ergebnis, das dem kritischen Blick in den Spiegel standhalten könnte.

Viele Jugendliche leiden unter Unreinheiten im Gesicht. Pickel und Akne haben meist nichts mit mangelnder Hygiene oder falscher Ernährung zu tun, sondern sind Ausdruck der hormonellen Umstellung während der Pubertät. Geschlechtshormone, die nun vermehrt gebildet werden, lassen unsere Talgdrüsen wachsen und verstärkt arbeiten. Das Gesicht glänzt und verstopfte Talgdrüsen werden zu Pickeln. Nisten sich dann noch Bakterien in die Talgdrüsen ein, kommt es zur Entzündung: Rote, geschwollene und schmerzhafte Pusteln zieren das Gesicht.

Doch nicht nur in der Pubertät kann Sie die Akne nerven. Bei Frauen kommt es beispielsweise häufig vor der Menstruation oder manchmal während der Schwangerschaft zu einer Verschlechterung der Haut. Denn auch dann ändert sich der Hormonspiegel und verstärkt die Talgproduktion.

 DAS KÖNNEN SIE SELBST TUN
Die richtige Hautpflege ist ein wichtiger Baustein der Therapie: Reinigung steht da an erster Stelle, und zwar mit milden, seifenfreien Reinigungsmitteln für die Haut (sogenannten Syndets), die das überflüssige Fett entfernen. Mit Peelings können Sie zudem die Hornzellen, die die Talgdrüsen verstopfen, abrubbeln. Fettige Cremes sind keine gute Idee, sie fördern eher die Talgproduktion.

Wenn Sie etwas für Ihre Haut tun wollen, dann nehmen Sie eher Feuchtigkeitscremes vom Typ Öl-in-Wasser-Emulsion. Außerdem

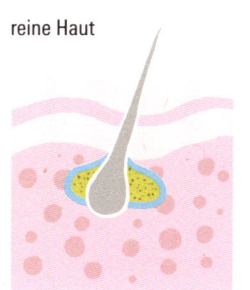
reine Haut

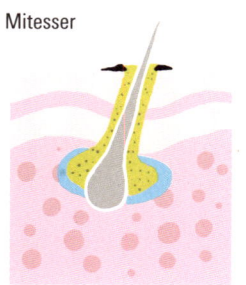
Mitesser

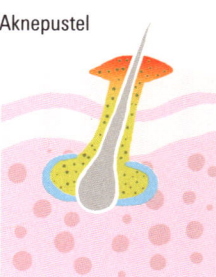
Aknepustel

Drei Akneformen

Leichte Akne, bei der viele Mitesser auftreten. Sie entzünden sich nur selten.

Mittelschwere Akne zeigt drei verschiedene Zeichen: Mitesser, gerötete Knötchen und mit Eiter gefüllte Pusteln.

Schwere Akne liegt vor, wenn die Knötchen sehr stark entzündet sind und viele Pusteln die Haut überziehen.

sollten Sie auf alkoholhaltige Gesichtswässer, die die Haut zusätzlich reizen, verzichten.

Dass sich eine ausgewogenen Ernährung, regelmäßiger Sport, maßvoller Genuss von Alkohol und Verzicht auf Nikotin positiv auf Ihr Hautbild auswirken, versteht sich ja fast von selbst.

Als Mittel aus der Apotheke können Sie bei leichter bis mittelschwerer Akne chemische Schälmittel kaufen, die den Wirkstoff Benzoylperoxid enthalten. Der Wirkstoff trocknet aus und trägt so die oberflächlichen Hautschuppen, die im Talgdrüsengang liegen, ab und wirkt antientzündlich. Benzoylperoxid-Mittel werden in verschiedenen Konzentrationen angeboten. 3- bis 5-prozentige Zubereitungen sind bei leichter und mittelschwerer Akne geeignet. Die 10-prozentige Konzentration sollte nur auf ärztlichen Rat bei schwerer Akne angewendet werden, obwohl sie rezeptfrei in der Apotheke verkauft wird.

 DAS MACHT DER ARZT
Ist die Akne sehr stark ausgeprägt, gibt es verschiedene Therapien. Oft helfen antibiotikahaltige Cremes, die die Bakterien abtöten und die Pusteln zum Abheilen bringen.

Ist Ihre Akne nicht mit äußerlichen Mitteln zu lindern, kann man den Pusteln und Pickeln mit Tabletten zu Leibe rücken. Die Tabletten lassen die Talgdrüsen schrumpfen, die Entzündungen verschwinden, das Hautbild wird klarer. Eigentlich eine ideale Therapie – wären da nicht die möglichen Nebenwirkungen: Leberschäden, häufiges Nasenbluten und Hautrisse müssen bedacht, die Leberwerte ständig kontrolliert werden. Steigen sie, wird die Therapie beendet. In der Schwangerschaft sind die Tabletten tabu, sie schädigen den Embryo.

Bestimmte Antibabypillen reduzieren als Nebeneffekt auch die Entstehung von Pickeln. Als reine Aknetherapie ist die Hormongabe aber wegen der möglichen Nebenwirkungen nicht geeignet.

Die gute Nachricht für Jugendliche, bei denen Akne nicht nur eine körperliche, sondern auch eine seelische Belastung sein kann: Mit Ende der Pubertät ist die Hormonumstellung abgeschlossen und damit sind auch die Akneprobleme Geschichte.

Akne und Pickel

EIN NEUER SCHUH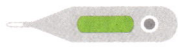

Blasen

Haut, Nägel und Haare

Nach getaner Gartenarbeit schwellen die Blasen an Ihren Händen oder Sie bekommen unangenehme Blasen durch das Tragen neuer Schuhe. Besonders bei Wanderungen sind Blasen eine Qual. Auch die nächsten Tage sind dann meistens verdorben.

Blasen entstehen, wenn die Haut starker Reibung oder Druck ausgesetzt ist. Reibt hartes Material, ein Schuhspann oder der Griff eines Spatens anhaltend die Haut an einer bestimmten Stelle, beginnt sich die obere von der unteren Hautschicht zu lösen. Der entstehende Hohlraum füllt sich mit Flüssigkeit, wodurch das darunterliegende Gewebe vor weiterer Schädigung geschützt werden soll. Es entsteht eine schmerzhafte Blase. Belasten Sie die Stelle weiter, kann im schlimmsten Fall die tiefe Hautschicht mit verletzt werden und Sie sehen in der Blasenflüssigkeit Blut. Es hat sich eine Blutblase gebildet.

DAS KÖNNEN SIE SELBST TUN

Vorbeugen ist besser als heilen! Wenn Sie sich neue Schuhe gekauft haben, sollten Sie diese vor einer Wanderung auf jeden Fall ein paar Mal getragen haben. Gibt es Stellen, die Druckstellen erzeugen, sollten Sie diese Stellen etwas dehnen. Gut bewährt haben sich Blasenpflaster als Schutz und zur Behandlung von Blasen. Beginnen Sie im Frühjahr mit der Gartenarbeit, sollten Sie Ihre Hände mit Handschuhen schützen. Haben Sie aber trotz aller Vorsichtsmaßnahmen eine Blase bekommen, gibt es zwei Möglichkeiten: Zur Druckentlastung können Sie die Blase vorsichtig mit einer sterilen Nadel aufstechen. Vorher und nachher müssen Sie die Hautstelle gut mit Povidon-Jod oder dem Mittel Octenisept desinfizieren. Danach können Sie die Stelle gut mit einem Blasenpflaster schützen. Oder decken Sie die Blase nur mit dem Pflaster ab und warten, bis die Flüssigkeit wieder vom Körper aufgenommen wird. Das vermindert die Gefahr einer Infektion. Auf keinen Fall sollten Sie die Blasenhaut abziehen, dann ist die Infektionsgefahr stark erhöht.

DAS MACHT DER ARZT

Blasen sind selten ein Fall für den Arzt. Sollte sich die Blase entzünden, weil Bakterien durch eine Öffnung der Blase eingewandert sind, kann eine Therapie mit einem Antibiotikum notwendig werden. Haben Sie Diabetes, sollten Sie bei einer Blasenbildung an den Füßen auf jeden Fall Ihren Arzt aufsuchen!

Eingewachsene Nägel

Ihr dicker Zeh tut weh, das Nagelbett ist geschwollen und an den Nagelrändern quillt Eiter hervor. Die Nagelbettentzündung ist sehr schmerzhaft. Sie entsteht, wenn Hautkeime durch Risse, z. B. beim Nägelschneiden oder durch aufgequollene Haut bei Schweißfüßen unter die Haut wandern. Wenn Sie Neurodermitits, Diabetes oder eingewachsene Zehennägel haben, ist die Gefahr einer Nagelbettentzündung erhöht.

DAS KÖNNEN SIE SELBST TUN

Mit warmen Bädern mit Kernseife, Salz oder Kamillentee können Sie die Entzündung zu Beginn lindern. Sie können auch antiseptische Lösungen, Cremes oder Gels auf den Zeh auftragen. Sogenannte Zugsalben sind am Beginn einer Entzündung geeignet. Geht diese nach etwa dreitägiger Behandlung nicht zurück, schwillt der Nagel stark an und pocht oder bildet sich Eiter, sollten Sie zum Arzt.

Man kann einiges tun, um Nagelbettentzündungen (die übrigens auch an den Fingern vorkommen können) zu vermeiden: Achten Sie besonders auf trockene Hände und Füße. Tragen Sie keine zu engen Schuhe. Wenn Sie zu Schweißfüßen neigen, ist es wichtig, dass Sie keine synthetischen Socken tragen und atmungsaktive Schuhe bevorzugen. Machen Sie außerdem regelmäßig Maniküre und Pediküre. Schneiden Sie nicht in den Nagelwall. Das Nagelhäutchen (am Nagelansatz, wo der Nagel aus dem Zeh wächst) sollten Sie nur mit einem Schieber sanft zurückschieben. Bei der Gartenarbeit oder bei Tätigkeiten, bei denen die Finger mit Chemikalien in Kontakt kommen, sollten Sie Handschuhe tragen.

DAS MACHT DER ARZT

Wenn sich Eiter im Nagelbett oder drum herum gebildet hat, muss Ihr Arzt auf jeden Fall den Eiter entfernen. Anschließend wird die Wunde desinfiziert und verbunden. Hat sich bei Ihnen die Entzündung schon ins umliegende Gewebe ausgebreitet, kann Ihnen der Arzt ein Antibiotikum verordnen. Bei eingewachsenen Zehennägeln und und immer wiederkehrenden schweren Infektionen kann die operative Entfernung der entsprechenden Nagelseite das Problem dauerhaft lösen.

Wichtig: Sind Sie Diabetiker und haben eine Nagelbettentzündung, müssen Sie auf jeden Fall zum Arzt, da fast immer eine Antibiotikagabe und eine regelmäßige Wundsäuberung und -kontrolle notwendig ist.

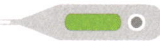

Hautausschlag

Sie haben plötzlich einen Ausschlag bekommen und wissen gar nicht, woher. Es geht Ihnen gut, aber der Ausschlag juckt und macht Sie ein bisschen unruhig.

Das Symptom „Hautausschlag" (der Mediziner spricht von einem Exanthem) kommt ziemlich häufig vor und sehr häufig ohne erkennbaren Grund. Er verschwindet meistens nach ein paar Tagen, ob Sie etwas dagegen tun oder auch nicht. Allerdings gibt es auch einige Erkrankungen, die einen typischen Hautausschlag zeigen und schon allein daran gut zu erkennen sind. Sie kennen sicher das Bild von Windpocken oder Masern.

Als Teil unseres Immunsystems zeigt unsere Haut in Form eines Ausschlags an, ob und auch wie stark unser Abwehrsystem durch innere oder äußere Einflüsse beschäftigt ist. Der Ausschlag, der sich dann aufgrund der (überschießenden) Abwehrreaktion bildet, ist charakteristisch für die Erkrankung. Die Hautveränderung bei der Neurodermitis unterscheidet sich beispielsweise deutlich von den Hautveränderungen beim Erysipel (Wundrose). Auch Sorgen, Stress, Trauer, also seelische Schieflagen, können unser Abwehrsystem und somit auch unser Hautbild beeinflussen.

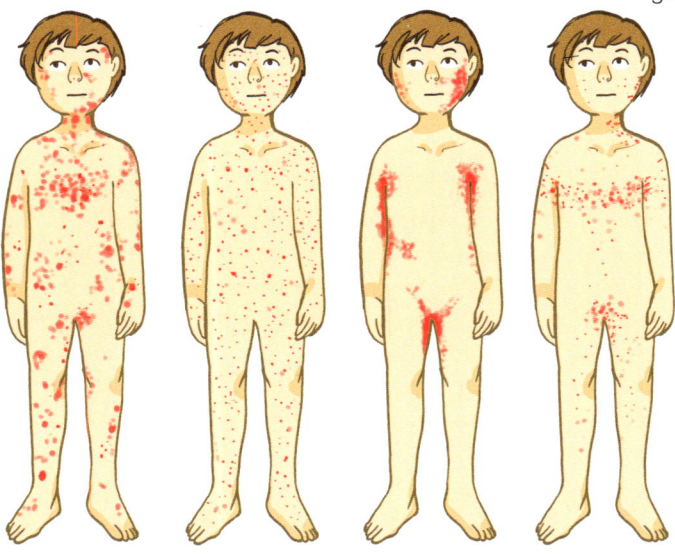

Hautausschläge bei Kinderkrankheiten: Die Ausschläge von Masern, Röteln, Scharlach und Windpocken (von links nach rechts) sind typisch und leicht erkennbar.

Nicht umsonst heißt es „Die Haut ist das Spiegelbild unserer Seele".

DAS KÖNNEN SIE SELBST TUN

Ist der Ausschlag plötzlich gekommen und Sie fühlen sich ansonsten gut, ist Abwarten kein schlechter Ratschlag. In der Mehrzahl der Fälle verschwindet ein Ausschlag auch ohne weitere Behandlung. Vielleicht können Sie sich erinnern, ob Sie irgendetwas Besonderes gegessen haben, eine neues Parfüm, Duschgel, Waschmittel oder ein neues Kleidungsstück benutzt haben. Wenn Sie ahnen, was es sein könnte, können Sie es selber testen, indem Sie es noch mal nehmen. Wenn Sie wieder darauf reagieren, haben Sie den Auslöser gefunden und können ihn in Zukunft meiden.

Neue Kleidungsstücke sollten Sie vor dem ersten Tragen gründlich waschen. Die Stoffe sind häufig mit Chemikalien behandelt, die Hautreizungen auslösen können.

Ansonsten gilt: Haben Sie Hautausschlag und dabei begleitend allgemeine Krankheitszeichen wie Schlappheit, Müdigkeit, Fieber, Gewichtsabnahme oder verstärktes Schwitzen, ist es ratsam, zu Ihrem Arzt zu gehen.

DAS MACHT DER ARZT

Wenn Sie sich schlecht fühlen und einen Ausschlag haben, ist das möglicherweise das Zeichen für eine ernsthafte Erkrankung. Viele Erkrankungen der inneren Organe können sich durch einen Hautausschlag zeigen. Ihr Arzt kann das durch Blutuntersuchungen feststellen. Bestimmte Hautzeichen sind wegweisend für die Krankheit. So erkennt Ihr Arzt häufig direkt, ob Sie z. B. Masern, Windpocken, Röteln, Herpes zoster, ein Erysipel oder auch Borreliose haben.

Mitunter sind erstmalig auftretende Ausschläge auch Hinweis auf eine sich entwickelnde Allergie z. B. auf Nahrungsmittel oder Inhaltsstoffe von Parfüms oder Waschmitteln. Allergische Ausschläge erzeugen häufig einen lästigen Juckreiz. Hier kann Ihr Arzt dann durch einen Allergietest klären, ob und welche Allergie bei Ihnen vorliegt, so dass Sie diese Stoffe oder Lebensmittel in Zukunft meiden können. Gegebenenfalls kann der Arzt den allergischen Ausschlag mit Mitteln gegen Juckreiz oder mit Kortison behandeln. Meist ist die Haut dann nach ein paar Tagen vom Ausschlag befreit.

Nicht selten werden Sie und Ihr Arzt trotz intensiver Bemühung und Nachforschungen keinen direkten Grund für den Ausschlag finden. Vielleicht war Stress der Auslöser, vielleicht haben Sie irgendetwas eingeatmet oder gegessen, worauf Sie reagiert haben – meistens ist das dann einmalig und hat keine weitere Bedeutung. Die Symptome können Sie mit kortisonhaltiger Salbe dennoch zum Abklingen bringen, die auch gegen den Juckreiz wirksam ist.

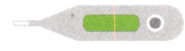
Haut- und Nagelpilze

Haut, Nägel und Haare

An jedem zweiten Fuß sprießt der Pilz. Fuß- und Nagelpilze sind weit verbreitet – meistens nicht gefährlich, aber unangenehm und ästhetisch störend. Die Pilze mögen Feuchtgebiete – Schwimmbäder, Duschen und Saunen. Dort können sie sich in Ruhe durch Abgabe von Sporen vermehren. Aufgeweichte Fußsohlen sind ein leichtes Ziel. Nach einer Infektion fangen die Füße an zu jucken und zu schuppen. Behandeln Sie den Fußpilz nicht, ist die Wahrscheinlichkeit groß, dass nach einiger Zeit auch Fußnägel befallen werden.

DAS KÖNNEN SIE SELBST TUN

Zunächst können Sie sich Cremes gegen die Pilze (Antimykotika) in der Apotheke besorgen. Empfehlenswerte Wirkstoffe sind Bifonazol, Clotrimazol, Econazol und Miconazol. Auch Kombinationen mit Zinkoxid, die die Haut etwas austrocknen und vor Feuchtigkeit schützen, sind sinnvoll. Der Wirkstoff Nystatin wirkt nur gegen bestimmte Pilze (Hefepilze), die im Windelbereich häufig sind. Diese Mittel sollten Sie daher nur verwenden, wenn ein Arzt den Hefepilz nachgewiesen hat. Gegen Nagelpilze werden von der Stiftung Warentest die Wirkstoffe Ciclopirox und Amorolfin empfohlen. Bis der Pilz

„weggecremt" ist, kann es dauern. Hat sich Fußpilz auf die Nägel ausgebreitet, ist der Grad der Ausbreitung entscheidend dafür, ob man ihn selbst therapiert bekommt.

Wichtig: Ein Nagelpilz heilt nicht von alleine. Ist nur ein kleiner Teil des Nagels verpilzt, können Sie versuchen, den Pilz mit Mitteln aus der Apotheke (Lack) „wegzupinseln". Aber dies ist langwierig und Sie müssen die Lösung regelmäßig auf den befallenen Nagel auftragen. Ansonsten hilft nur die Therapie mit Tabletten, die Ihnen ein Arzt verordnet – am besten in Kombination mit dem Lack.

Bei Diabetikern ist der Nagelpilz nicht nur ein ästhetisches Problem. Die Pilze können sich aufgrund des Zuckers viel einfacher vermehren und schlimmstenfalls auch im Körper ausbreiten. Haben Sie Diabetes, sollten Sie vor der Behandlung eines Nagelpilzes immer einen Arzt zurate ziehen.

Besser ist natürlich Vorsorge: Vermeiden Sie es, in öffentlichen „Feuchtgebieten" barfuß zu laufen. Zwar schützen Badeschlappen auch nicht hundertprozentig, aber die Füße haben wenigstens keinen direkten Kontakt zu den Pilzen beziehungsweise deren Sporen.

Die Fußduschen in Bädern helfen nur wenig. Sie spülen zwar Hautschuppen ,die Pilz-

Das richtige Mittel für jede Stelle

Das Angebot von Antipilzmitteln in der Apotheke ist groß. Sie müssen sich zwischen Salbe, Lotion, Puder oder Spray entscheiden. Wir sagen Ihnen, was wo am besten hilft:

Behaarte Stellen: Nehmen Sie herfür eine Lösung oder ein Spray.

Füße: Nehmen Sie hierfür Creme, Lösung oder Spray. Hierbei können Sie voll-

kommen nach den eigenen Vorlieben entscheiden.

Nachbehandlung: Während Puder für die Behandlung nicht optimal ist, weil er nicht sehr gut an der Haut haftet, ist er für eine Nachbehandlung sinnvoll oder aber zum zeitweiligen Auspudern beispielsweise der Schuhe, um einer neuen Infektion vorzubeugen.

sporen enthalten können, ab, die zugesetzten Desinfektionsmittel sind aber gegen die Pilze nicht wirksam.

Sinnvoll ist es auch, auf einen intakten Säureschutzmantel der Haut zu achten. Statt normaler Seife benutzen Sie besser pH-neutrale Waschlotionen, die keine Seifen enthalten (sogenannte Syndets).

Wenn Sie zu Schweißfüßen neigen, sollten Sie am besten keine Socken mit Kunstfasern tragen. Zu enges Schuhwerk kann die Haut schädigen und das Eindringen der Pilze in die Haut erleichtern. Bitte benutzen Sie nicht die Nagelfeilen von Personen, die Nagelpilz haben. Hier kann es schnell zur Infektion Ihrer Nägel kommen. Trocknen Sie Ihre Füße und besonders die Zehenzwischenräume immer gründlich ab. Falls Sie schon Fußpilz haben, sollten Sie das Handtuch nach jedem

Gebrauch mit 60 °C waschen, damit Sie sich nicht wieder oder weiter anstecken.

 DAS MACHT DER ARZT

Haben Sie Fußpilz, müssen Sie damit in der Regel nicht zum Arzt. Ausgedehnter Fußpilz kann aber ein Zeichen für eine andere Krankheit wie Diabetes sein. Dies kann vom Arzt abgeklärt werden.

Anders sieht die Sache bei einem Nagelpilz aus: Hier kann eine Behandlung mit Tabletten nötig sein. Der Arzt muss bestimmen, welchen Pilz Sie mit sich tragen. Die Therapie mit Tabletten ist verschreibungspflichtig. Sie ist auch nicht ganz ungefährlich, deshalb muss Ihr Blut regelmäßig kontrolliert werden. Bei der Behandlung müssen Sie geduldig sein: Bis zu einem Jahr dauert es, bis Ihr Nagel wieder pilzfrei ist.

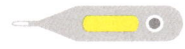

Herpes labialis

Haut, Nägel und Haare

Kurz vor einem wichtigen Vortrag: Die Lippen brennen, es kribbelt ein bisschen und Sie wissen, dass sich die unübersehbaren Bläschen auf den Lippen ankündigen. Die Bläschen, die Sie in regelmäßigen Abständen heimsuchen und die auch mit dem teuersten Lippenstift nicht zum Verschwinden zu bringen sind. Der Lippenherpes (Herpes labialis) – verursacht vom Herpes-simplex-Virus Typ 1 – tritt bei 30 % der Bevölkerung auf. Infiziert sind wesentlich mehr Menschen, aber meistens kann das Immunsystem das Virus in Schach halten. Die Viren bleiben lebenslang in den Nervenzellen und kommen erst unter bestimmten Bedingungen zum Vorschein:

- bei Infektionskrankheiten oder Fieber (daher auch die Bezeichnung „Fieberblasen")
- nach starker Sonneneinstrahlung
- bei psychischen Belastungen (Stress, Trauer, Ängsten, Übermüdung)
- bei hormoneller Umstellung (bei Frauen während der Menstruation oder in der Schwangerschaft)

Die Bläschen bilden sich innerhalb weniger Stunden und können auch Nase, Wangen und Ohrläppchen in Mitleidenschaft ziehen. Die flüssigkeitsgefüllten Bläschen platzen, verschorfen und heilen dann ohne Narbenbildung wieder ab. Allerdings begleitet Sie dieses sichtbare Andenken 10 bis 14 Tage.

 DAS KÖNNEN SIE SELBST TUN

Hausmittel wie Zahnpasta oder Heilerde helfen nicht wirklich. Sie trocknen die Haut aus und können unter Umständen Ihre Symptome noch verschlechtern. Die in der Apotheke erhältlichen Cremes und Gels gegen Lippenherpes mit den Wirkstoffen Aciclovir, Docosanol, Penciclovir, Zinksulfat oder auch Melissenblätter sind nach Ansicht von Stiftung Warentest allesamt wenig geeignet, weil die therapeutische Wirksamkeit nur gering ist, selbst wenn Sie sie sofort auftragen. Wer bedenkt, wie die Viren übertragen und wodurch sie später im Körper reaktiviert werden, hat schon die wichtigsten vorbeugenden Maßnahmen zur Hand:

1 Der Bläscheninhalt ist infektiös. Deswegen: Finger weg, damit Sie die Viren nicht am Körper verteilen. Waschen Sie sich nach dem Eincremen mit Anti-Viren-Salbe gründlich die Hände. Noch besser: Zum Auftragen von Cremes oder Tinkturen ein sauberes Wattestäbchen benutzen.

2 Küssen verbietet sich bei Lippenherpes von selbst – denn dadurch können die Viren sehr schnell auf den Partner übertragen werden.

3 Mit Säuglingen und Kleinkindern müssen Sie besonders vorsichtig sein. Eine Infektion kann hier deutlich schwerer verlaufen als bei Erwachsenen. Der Gute-Nacht-Kuss muss leider für eine Weile ausfallen.

4 Vorsicht beim Sonnenbaden, wenn Sie unter häufigen Infektionen leiden. Lippen und Mundpartie sollten Sie immer mit speziellen Sun-Blockern mit hohem Lichtschutzfaktor schützen.

5 Halten Sie Ihr Immunsystem in Schuss. Dazu tragen ausgewogene Ernährung, moderater Sport, ausreichend Schlaf und der Verzicht auf zu viel Alkohol und Zigaretten bei. Ständige psychische Belastungen können Sie bei Bedarf mit professioneller Unterstützung oder Betreuung bewältigen. Und mancher Überbelastung, von der Sie wissen, dass Sie darauf mit „Stressherpes" reagieren, sollten Sie einfach aus dem Wege gehen.

DAS MACHT DER ARZT

Im Allgemeinen sind die Krankheits-Symptome einer Herpes-simplex-Infektion zwar unangenehm, aber nicht gefährlich. Bei immer wiederkehrendem Lippenherpes, der nicht gut auf die Cremes gegen das Virus reagiert, kann überlegt werden, ob Tabletten Ihnen schneller Erleichterung verschaffen. Wichtig: Der Herpes kann nicht geheilt werden. Die Viren werden zurück in die Nervenden verbannt und warten auf die nächste Gelegenheit, wieder an die Oberfläche zu gelangen.

Sie müssen allerdings auf jeden Fall in den folgenden drei Fällen zum Arzt, weil das Herpes-Virus Ihnen dann doch gefährlich werden kann:

Sie haben Neurodermitis: Leiden Sie unter Neurodermitis, können sich die Herpes-Bläschen auf der durch das Ekzem vorgeschädigten Haut ausbreiten. Es können dann große Hautpartien oder sogar der ganze Körper betroffen sein (Ekzema herpeticatum).

Sie haben ein geschwächtes Immunsystem: Bei Menschen mit einem geschwächten Immunsystem (z. B. bei einer Chemotherapie oder einer HIV-Infektion) kann es zu schweren Krankheitsverläufen (Lungenentzündung, Hirnentzündung) kommen.

Der Herpes befällt Ihre Augen: Sollten im Krankheitsverlauf Ihre Augen betroffen sein, kann die Hornhaut geschädigt werden (Herpes corneae), was zur Einschränkung der Sehkraft führen kann.

In allen diesen Fällen (es gibt noch ein paar weitere) muss Ihr Arzt Ihnen Tabletten gegen das Virus verschreiben. Diese sind in der Regel gut verträglich.

(Lippen)Herpes

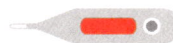

Herpes zoster

Haut, Nägel und Haare

Sie fühlen sich unwohl in Ihrer Haut, Sie fühlen sich abgeschlagen und schlapp und bemerken dann auch noch dumpfe Stiche in der linken Brust: Hoffentlich kein Herzinfarkt. Das EKG bei Ihrem Arzt zeigt glücklicherweise keinen Infarkt und die Bläschen einige Tage später bestätigen den Verdacht auf Gürtelrose.

Der Herpes zoster hat trotz des gemeinsamen „Vornamens" Herpes nichts mit dem Lippenherpes (siehe S. 108) zu tun. Der Zoster wird durch die in Nervenknoten (Ganglien) überlebenden Viren der Windpocken ausgelöst. Die Bläschen sind die einzige Gemeinsamkeit beider Herpes-Erkrankungen.

Normalerweise verhalten sich die Viren in den Nervenenden ruhig – das Immunsystem sorgt dafür, dass die Viren sich nicht vermehren und ausbreiten können. Ist Ihre Körperabwehr aber geschwächt, weil Sie z. B. Stress haben, starke Medikamente (z. B. Immunsuppressiva) nehmen müssen, an einer chronischen Erkrankung leiden, Krebs haben oder an einer Immunschwäche wie AIDS leiden, können die Viren wieder aktiv werden und eine Gürtelrose auslösen. Die Nervenenden entzünden sich und Sie verspüren starke Schmerzen. Entlang der Nervenbahnen wandern die Viren weiter in die Haut: Es bilden

sich am Anfang kleine rote Flecken, die sich später in flüssigkeitsgefüllte Bläschen verwandeln. Die Flüssigkeit in diesen Bläschen ist hoch ansteckend. Die Ausbreitung der Bläschen erfolgt gürtelförmig, d. h. nur begrenzt auf ein Hautgebiet.

In Deutschland erkranken jährlich rund 350 000 meist ältere und durch andere Erkrankungen vorbelastete Menschen. Ein Zoster kann Sie aber in jedem Alter treffen. Die Gürtelrose plagt die Betroffenen am häufigsten am Rumpf; sie kann aber auch an allen anderen Körperstellen ausbrechen: am Hals, im Innenohr oder Auge. Gefürchtet, aber selten ist der Befall von Binde- und Hornhaut des Auges, was unter Umständen sogar zu einer Erblindung führen kann.

 DAS KÖNNEN SIE SELBST TUN
Spezielle Empfehlungen zur Vorbeugung, die darüber hinausgehen, dass Sie auf Ihre Gesundheit achten sollen, gibt es bei Zoster nicht. Die Viren überleben in den Ganglien und nutzen jede günstige Gelegenheit, sich zu vermehren, aus.

Gegen den Ausbruch der Gürtelrose ist für Personen ab dem 50. Lebensjahr seit 2013 ein Impfstoff verfügbar. In Studien wurde die

Windpockenimpfung schützt

Eine Windpockenimpfung im Kindesalter senkt die Wahrscheinlichkeit an Herpes zoster zu erkranken. Aber auch gegen Windpocken geimpfte Menschen bekommen Gürtelrose, wenn auch deutlich seltener als Ungeimpfte. Das liegt daran, dass die Impfung mit dem (abgeschwächten) Virus erfolgt.

Wahrscheinlichkeit, an Herpes zoster zu erkranken, durch diese Impfung immerhin halbiert. Und wenn es trotzdem zu einem Ausbruch kam, litten Geimpfte deutlich seltener als Ungeimpfte an der äußerst unangenehmen Post-Zoster-Neuralgie.

Eine allgemeine Impfempfehlung der Ständigen Impfkommission (STIKO) für die Herpes-zoster-Impfung in Deutschland liegt aber nicht vor.

Es muss vor einer Impfung immer das individuelle Krankheitsrisiko betrachtet werden. Da die Impfung keine Pflichtleistung der gesetzlichen Krankenkassen ist, sollten Sie die Kostenerstattung unbedingt vor der Impfung mit Ihrer Krankenkasse klären.

DAS MACHT DER ARZT

Jede Zoster-Erkrankung birgt die Gefahr einer Post-Zoster-Neuralgie, d. h. die Bläschen sind weg, aber die Schmerzen bleiben. Bei einer Gürtelrose muss so früh wie möglich mit einer Therapie gegen die Vermehrung und Ausbreitung der Viren begonnen werden.

Nicht selten ist die Diagnose aber nicht so einfach. Der Schmerz, z. B. im Brustbereich, kann andere Ursachen haben und so kommt es vor, dass erst andere Erkrankungen vermutet und ausgeschlossen werden. Brustschmerzen können Sie z. B. auch dann haben, wenn etwas mit dem Herz nicht stimmt, Sie Probleme mit der Wirbelsäule haben oder sich beim Sport etwas gezerrt haben. Ein Zoster kann auch ein Hinweis auf eine andere Erkrankung sein.

Ist die Diagnose klar, verschreibt Ihr Arzt Ihnen Tabletten gegen die Virusvermehrung (Virustatika) und gegen die Schmerzen. Lotionen können aufgetragen werden, um die Bläschen auszutrocknen und die Heilung der Haut etwas zu beschleunigen.

Gürtelrose: Sie breitet sich immer entlang der Nervenbahnen aus, die ein bestimmtes, gürtelförmiges Hautareal versorgen.

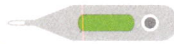

ERST SUMMT ES, DANN JUCKT ES
Insektenstiche

Spätestens im Sommer sind die kleinen Quälgeister auch wieder unterwegs: Bremsen, Stechmücken, Wespen und Bienen können einem den Aufenthalt in der Natur ganz schön vermiesen. Während Bremsen und Stechmücken meistens nur juckende Stiche hinterlassen, können Bienen- und Wespenstiche auch lebensbedrohliche allergische Reaktionen auslösen.

DAS KÖNNEN SIE SELBST TUN
Der Juckreiz wird durch Eiweiße im Speichel der kleinen Vampire verursacht, die eine Histaminausschüttung bei uns auslösen. Kühlen ist das Mittel der Wahl beim Insektenstich. Ein kühler, feuchter Lappen oder kühle Umschläge können schnelle Erleichterung schaffen. Auch die Wirkstoffe aus einer aufgeschnittenen Zwiebel kühlen gut. Manchmal kann es dabei zu Hautirritationen kommen.

Cremes und Gele mit Antihistaminika sollen zwar den Juckreiz lindern, dringen aber nicht tief genug in die Haut ein. Der lindernde Effekt beruht somit hauptsächlich auf der Kühlung. Die Mittel werden von Stiftung Warentest als „Wenig geeignet" bewertet.

Sollte Kühlung nicht ausreichen, können Sie eine niedrig dosierte Kortisoncreme auf-

getragen (gibt es in der Apotheke). Sie bekämpft neben dem Juckreiz die Entzündung im betroffenen Gewebe. Wenden Sie solche Cremes nur zeitlich begrenzt und auf kleinen Hautflächen an. Relativ häufig folgt auf einen Mückenstich bei Menschen mit empfindlicher Haut ein Hautknötchen (Dermatofibrom), das rötlich-lila gefärbt ist. So ein Dermatofibrom bleibt. Es kann nur operativ entfernt werden, ist allerdings auch auf Dauer nicht gefährlich.

Wenn sich die Bissstellen entzünden – sie sind hervorragende Eintrittspforten für Bakterien –, sollten Sie damit zum Arzt gehen. Notfalls muss er Ihnen ein Antibiotikum für ein paar Tage verschreiben, damit sich die Entzündung nicht weiter ausbreitet. Auch bei allergischen Reaktionen auf Bienen- oder Wespenstiche müssen Sie sofort zum Arzt.

Herbstgrasmilben: Der Stich der Herbstgrasmilbenlarve sieht aus wie ein Mückenstich, juckt aber stärker und länger (teilweise 2 Wochen lang). Die Spinnentiere leben bevorzugt im hohen Gras, legen dort die Larven auf die Blätter. Sobald Sie gemütlich auf Ihrem Rasen liegen, krabbeln die Milbenlarven auf Ihrem Körper zu warmen feuchten Stellen, meistens befinden sich die Stiche im Leistenbereich oder in Knie- und Armbeugen. Für die

Behandlung gilt dasselbe wie bei den anderen Stichen. Grasmilben-Test: Legen Sie ein weißes Papier auf einen sonnigen Platz im Rasen. Angelockt durch die Helligkeit, sind Grasmilben als rötliche winzige Punkte erkennbar. Mähen, gießen, Nager vertreiben, all das kann helfen, die Zahl der Milben zu reduzieren.

Flohstiche: Flöhe leben innerhalb von Wohnungen die meiste Zeit in Polstermöbeln, Betten oder Teppichen, die sie nur für ihre Blutmahlzeiten verlassen. Dabei reicht eine ausgiebige Mahlzeit bis zu zwei Monate. Es gibt den Menschenfloh, der nur auf dem Menschen überleben kann, und Hunde- und Katzenflöhe, die auch den Menschen befallen.

Um die Flöhe zu entfernen, muss die Kleidung gewechselt und möglichst heiß (bei 60 °C, besser bei 90 °C) gewaschen werden. Auch Decken, Kuscheltiere und Ähnliches gehören in die Wäsche, was sich nicht waschen lässt, sollte mit einem Insektenspray behandelt werden. Ein Vollbad beseitigt Flöhe, die sich am Körper befinden.

Wichtig ist auch eine intensive Reinigung der Wohnung und regelmäßiges Absaugen von Polstermöbeln und Teppichen – denken Sie daran, den Staubsaugerbeutel in einem verschlossenen Plastikbeutel zu entsorgen! Ein massiver Flohbefall macht es erforderlich, die Wohnung mit Pestiziden zu behandeln, meistens ist es sinnvoll, einen Profi damit zu beauftragen. Haustiere brauchen gegebenenfalls ein Flohhalsband.

 DAS MACHT DER ARZT

Nach einer starken Insektenstichreaktion sollten Sie immer zum Arzt gehen, auch wenn die Beschwerden scheinbar schon abklingen. Gefährlich ist ein Insektenstich auch, wenn Sie das Insekt an oder in den Mund gepikst hat. Die Schwellung kann so stark werden, dass Sie ersticken könnten. Gehen Sie deshalb sofort zum Arzt beziehungsweise rufen Sie gegebenenfalls den Notarzt.

Es gibt besonders bei Bienen- und Wespenstichen – Hummel- und Hornissenstiche sind seltener – die Gefahr allergischer Reaktionen. Schwillt nach einem Stich die betroffene Stelle stark an, wird Ihnen heiß, schlägt das Herz schneller und Innen ist unwohl, müssen Sie sofort zum Arzt. Bekommen Sie auch schlecht Luft und wird Ihnen schwindelig, muss sofort ein Notarzt benachrichtigt werden. Sie haben einen anaphylaktischen Schock, eine lebensbedrohliche Reaktion auf das Insektengift.

Ist die Insektengiftallergie bei Ihnen festgestellt, kann eine Hyposensibilisierung (= Abschwächung der Reaktion auf das Insektengift) beim Arzt durchgeführt werden. Diese Therapie hat eine hohe Erfolgsrate. Außerdem kann der Arzt Verhaltensregeln geben und ein Notfallset verschreiben. Das Set enthält abschwellend wirkende Medikamente wie Antihistaminika und Kortison, sowie eine Adrenalin-Spritze, die den Kreislauf stabilisieren kann, falls ein Schock droht.

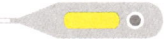

Kontaktallergie

Zuerst wissen Sie nicht so genau, warum Sie im Nacken und an den Handgelenken diesen juckenden Ausschlag bekommen. Nach einiger Zeit stellen Sie fest, dass es das neue Parfüm sein muss, was diese Reaktion auslöst. Sie können sich erinnern, dass Sie schon einmal einen ähnlichen Ausschlag beim Tragen eines Armbandes hatten. Seitdem müssen Sie vorsichtig mit Modeschmuck sein. Auslöser für das Kontaktekzem ist häufig das in Modeschmuck, aber auch in Cremes und Parfüms enthaltene Nickel. Winzige Partikel, die durch die Hautoberfläche gelangen, führen dazu, dass das Immunsystem auf diesen Stoff reagiert. Am Anfang nur wenig, später dann immer heftiger mit Hautrötung, Jucken und sogar teilweise Bläschenbildung. Aber nicht nur Nickel, sondern prinzipiell jeder Stoff, z. B. Latex, Duftstoffe, Konservierungsmittel, kann zu einer allergischen Reaktion der Haut führen. Vermeiden geht nicht immer: Müssen Sie beruflich beispielsweise Latexhandschuhe tragen, wird es schwierig. Zwar gibt es immer mehr Produkte ohne Latex, aber auch dort können sogenannte „Kreuzreaktionen" auftreten, das heißt, Ihre Haut reagiert auch mit diesen Stoffen. Zwar nicht so heftig, aber immerhin so viel, dass ein entspanntes Arbeiten nicht möglich ist. Manchmal hilft es nur, den Beruf zu wechseln.

✖ DAS KÖNNEN SIE SELBST TUN

Bei akuten Ekzemen können Umschläge, getränkt mit schwarzem Tee, die Abheilung beschleunigen. Logisch, bei einer Kontaktallergie gilt: Wenn Sie mit den allergieauslösenden Stoffen nicht beruflich zu tun haben, sollten Sie Produkte mit den Allergenen einfach meiden. Im Beruf geht das für viele Betroffene nicht: Da kann es helfen, wenn Sie z. B. Handschuhe tragen. Allerdings können diese wiederum bei einigen Menschen eine Allergie auslösen. Das Beispiel Latexhandschuhe haben wir oben schon beschrieben. Bei nur leichter Beeinträchtigung der Haut kann auch ein Einsatz von Hautschutzsalben sinnvoll sein, wobei rückfettende Hautcremes den besten Schutz

Nesselsucht: eine heftige allergische Überempfindlichkeitsreaktion

Haut, Nägel und Haare

bieten. Sollten Sie trotz geeigneter Schutz-maßnahmen aufgrund Ihres Berufes ständig Probleme mit der Haut haben und eine inner-betriebliche Umsetzung nicht möglich sein, ist in letzter Konsequenz ein Berufswechsel unumgänglich. Die Berufsgenossenschaften sind gesetzlich verpflichtet, Ihnen auf diesem Weg zu helfen. Manche tun das auch tatsäch-lich. Besonders häufig sind allergiebedingte Berufswechsel bei Krankenschwestern, Mau-rern und Friseuren. Sie haben häufig Kontakt mit allergenen Materialien.

Wenn Sie die Substanzen kennen, gegen die Sie allergisch sind, sollten Sie vor dem Kauf von Kosmetika die Inhaltsstoffe checken, z. B. unter www.haut.de/service/inci finden sich Angaben zu mehr als 8 000 Inhalts-stoffen.

DAS MACHT DER ARZT

Durch eine ausführliche Befragung wird Ihr Arzt herauszufinden versuchen, wel-che Substanz bei Ihnen der Auslöser für die Allergie ist. Haben Sie in letzter Zeit ein neues Parfüm verwendet, ein neues Duschgel oder Waschmittel, tragen Sie neuen Schmuck oder haben Sie die Beschwerden nur während der Arbeitswoche? Wichtig für den Arzt ist auch, ob in Ihrer Familie Allergien bekannt sind. So kann er das Spektrum der möglichen Aller-giequellen eingrenzen.

Zur Identifizierung des Allergens wird dann häufig ein Allergietest oder genauer:

Allergietest

Was wird gemacht? Wenn der Verdacht besteht, dass Sie an einer Kontaktal-lergie leiden, hilft der Epikutantest wei-ter. Hierzu werden die verdächtigten Testsubstanzen mit Pflastern für einen oder zwei Tage auf Ihren Rücken geklebt. Wenn die Pflaster entfernt wer-den, wird die Hautreaktion überprüft und dann noch einmal nach einem Tag.

Das Ergebnis: Sind Sie auf einen Stoff allergisch, tritt an der entsprechenden Stelle ein kleines Ekzem auf und es wird jucken.

Aufpassen: Während ein solcher Allergie-test läuft, sollten Sie nicht schwimmen gehen, nicht schwer arbeiten und auch die Sauna meiden, denn dadurch würde das Ergebnis verfälscht. Auch Solari-umsbesuche sind tabu.

Epikutantest (siehe Kasten) bei Ihnen durch-geführt.

Haben Sie einen starken Ausschlag durch den Kontakt mit dem Stoff bekommen, kann es sinnvoll sein, dass Ihr Arzt eine kortisonhal-tige Creme verschreibt. Manchmal, in sehr ausgeprägten Fällen, sind Kortisontabletten für einige Tage notwendig.

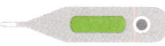

Läuse und Krätzmilben

Läuse: Ungebetene Gäste können ganz schön nerven. Es juckt und kribbelt und Ihr Kind kratzt sich dauernd am Kopf. Da liegt der Verdacht nahe, dass Ihr Kind Läuse hat. Aber wenn man sie sucht, sind sie oft schlecht zu finden. Zu Beginn sind es meistens nur ein paar Exemplare, die sich dort herumtreiben. Auch dass ihr Panzer die bräunliche Farbe vieler Haarschöpfe hat, macht es nicht gerade einfach, sie mit bloßen Augen zu entdecken. Später, wenn die Läuse ihre Eier ins Haar gelegt haben, gelingt das Aufspüren einfacher.

Die Laus ist ein ziemlich kleines, zwei bis drei Millimeter großes Insekt. Die Kopfläuse brauchen den Menschen als Wirt. Sie müssen immer wieder zur Kopfhaut, um sich durch Blutsaugen zu ernähren. Alle zwei bis drei Stunden müssen sie ihren Wirt stechen und etwas Blut trinken. Der Speichel, der beim Saugen in die Wunde gelangt, verursacht das unangenehme Jucken. Die Eier der Läuse – die Nissen – werden am Haaransatz abgelegt. Dort können die Nissen am besten gedeihen – es ist warm und etwas feucht. Die Eier werden festgeklebt, damit sie nicht einfach aus dem Haar fallen. Der von den Läusen dafür benutzte „Klebstoff" übersteht auch eine Haarwäsche mit normalem Shampoo. Nach sieben bis zehn Tagen schlüpft dann die nächste Generation der Plagegeister, die sich gleich auf die Kopfhaut stürzt, um Blut zu saugen. Läuse können mit ihren Wiederhaken an den Beinen zwar schnell an den Haaren entlanglaufen, springen können sie, trotz anderslautender Gerüchte, allerdings nicht. Die ausgewachsenen Läuse wechseln allerdings gerne ihren Wirt, d. h. beim gemeinsamen Spielen oder Kuscheln – direkter Kopf-zu-Kopf-Kontakt – läuft die Laus über.

Übrigens: Läuse halten sich nicht an soziale Milieus – sie kommen in allen sozialen Schichten gleich häufig vor und auf gewaschenem wie auf ungewaschenem Haar. Dann gilt der Spruch: Häufiges Haarewaschen führt zu sauberen Läusen!

Krätzmilben: Der Mythos, das die Plagegeister sich durch Körperpflege bannen lassen, hängt auch den Krätzmilben an. Und wenn viele glauben, die Krätze (Scabies) wäre aus dem letzten Jahrhundert oder nur extrem Ungepflegte würden von der Krätzmilbe befallen, stimmt dies nicht. Die Zahl der Skabiesinfektionen nimmt in den letzten Jahren sogar tendenziell zu. Die Krätze, unter der auch Napoleon litt, wird hauptsächlich durch engen

Den richtigen Kamm

Um den Läusebefall auf dem Kopf wirksam zu bekämpfen, gehört es unbedingt dazu, die Haare sorgfältig auszukämmen. Doch welcher Kamm ist dazu geeignet. Stiftung Warentest hat im Jahr 2008 verschiedene Kämme beurteilt.

Daraus sind die folgenden allgemeinen Tipps entstanden:

→ Die Zinken sollten eng stehen. Experten empfehlen einen Zinkenabstand von 0,2 Millimetern.

→ Nach innen gewölbte Zinkenenden passen sich der Kopfform gut an. Nach außen gewölbte Enden erschweren es, den Kamm auf der Kopfhaut zu führen.

→ Mit langzinkigen Kämmen lässt sich langes, lockiges und kurzes Haar gleichermaßen gut auskämmen.

→ Kämme mit kurzen und zum Teil auch mittellangen Zinken eignen sich am besten für kurzes Haar.

→ Stabile Kämme sind selbstverständlich von Vorteil. Allerdings:

→ Große Griffe und lange, breite Leisten können beim Kämmen hinter den Ohren und an Schläfen stören.

→ Der Kamm sollte sich auf Küchenpapier abstreifen und gut reinigen lassen. Übergießen Sie ihn – soweit es das Material erlaubt – mit 60 °C heißem Wasser und lassen Sie ihn 10 Minuten darin liegen.

Körperkontakt übertragen. Aber auch mit Krätzmilben verunreinigte Bettwäsche, Decken und Kleidung können den Milben als Unterschlupf dienen und dann weitere Personen infizieren.

Die Milben bohren an warmen, feuchten Körperstellen – Finger- und Zehenzwischenräume, Genitalbereich und Achselhöhlen – ihre Gänge direkt unter der Hautoberfläche. Abgelegte Larven und Kot ver-

ursachen starken Juckreiz und es kommt zum unvermeidbaren Kratzen, was der Krankheit auch ihren Namen gab.

 DAS KÖNNEN SIE SELBST TUN

Läuse können Sie selber suchen. Am einfachsten geht dies mit Lupe und Nissenkamm. Um die Läuseeier aus den Haaren zu streifen, brauchen Sie einen speziellen Nissenkamm, dessen Zinken weit weniger als einen Millimeter auseinanderstehen. Solche Kämme bekommen Sie in der Apotheke (Tipps für gute Kämme im Kasten auf der vorhergehenden Seite). Bleiben beim Kämmen Eihüllen an den Zinken hängen, ist die Diagnose eindeutig. Mit der Lupe können Sie die flinken Läuse auf den Haaren sehen.

Es gibt verschiedene Medikamente, um den Läusen zu Leibe zu rücken. Manche sind in der Apotheke frei verkäuflich, manche können auf Kosten der gesetzlichen Krankenkasse verordnet werden, sollte Ihr Kind zwölf Jahre oder jünger sein. Es handelt sich oft um speziell gegen die Parasiten entwickelte Insektizide. Diese Mittel töten lebende Läuse ab, aber häufig nicht ihre Eier: Die Nissen entwickeln erst nach vier Tage ein Nervensystem, auf das ein Insektizid tödlich wirken kann. Deshalb ist es so wichtig, dass Sie die Behandlung nach acht bis zehn Tagen wiederholen, um auch die gesamte Nachkommenschaft zu erwischen.

Eine Alternative zu den chemischen Insektiziden sind Kopflausmittel auf Silikonölbasis. Ihre Wirkung ist einfach, aber effektiv – sie ersticken die Läuse: Das Öl dringt in die Atemöffnungen der Parasiten ein und verklebt sie. Die Experten der Stiftung Warentest haben die Mittel mit dem Wirkstoff Dimeticon als „Mit Einschränkung geeignet" bewertet, da die Wirksamkeit noch besser belegt werden sollte. Andere physikalische Mittel stuften sie als „Wenig geeignet" ein, z. B. weil sie wie

Ylang-Ylang-Öl ein sehr hohes Allergiepotenzial bergen. Grundsätzlich sind aber physikalische Mittel zu begrüßen, weil die Läuse gegen die chemischen Wirkstoffe zunehmend widerstandsfähig werden.

Unabhängig davon, mit welchem Mittel Sie den Läusen den Garaus machen: Bearbeiten Sie zusätzlich die nassen Haare Ihres Kindes mit dem Nissenkamm. Entwarnung gibt es erst, wenn bei wiederholten Kontrollen keine Nissen mehr zu finden sind.

Wer die winzigen Mitbewohner loswerden möchte, hat einiges zu tun:

- Haare mit einem Spezialshampoo waschen,
- Kuscheltiere und Kopfkissen für 24 Stunden in einer luftdichten Plastiktüte ins Gefrierfach geben,
- Mützen, Schals, Jacken, Bettwäsche usw. bei mindestens 60 °C waschen,
- den Kopf Ihres Kindes in regelmäßigen Abständen über zehn Tage kontrollieren,
- Geschwisterkinder ebenfalls untersuchen,
- Denken Sie auch an Ihren Kopf. Falls es dort juckt, lassen Sie ihn kontrollieren.

Wichtig ist, dass Sie alle Läuse und Nissen erreichen, damit die Sache nicht wieder von vorne losgeht. Das Robert-Koch-Institut hat einen Zeitplan entwickelt:

- **Tag 1:** Behandlung mit einem Läusemittel, Auskämmen der Haare mit einem Läusekamm

- **Tag 5:** Haar mit einer Pflegespülung eincremen, mit dem Läusekamm auskämmen.
- **Tag 8, 9 oder 10:** Zweite Behandlung mit einem Läusemittel und sorgfältiges Auskämmen.
- **Tag 13:** Kontrolle, Auskämmen mithilfe von Pflegespülung
- **Tag 17:** Eventuell erneute Kontrolle und Auskämmen mit Pflegespülung

Bei der Krätze sieht es nicht viel anders aus: Ist die Ursache einmal gefunden, heißt es, alles zu waschen, was mit der befallenen Person in Berührung gekommen ist. Alternativ können die Sachen auch für eine Woche in einen luftdichten Plastiksack gegeben werden. Der Besuch beim Arzt ist unumgänglich, da nur er die gut geeignete permethrinhaltige Salbe verschreiben kann, mit der die Haut eingerieben werden muss.

Ganz wichtig: Suchen Sie alle Personen im Haushalt nach Spuren der Krätzmilben ab und behandeln Sie diese gegebenenfalls auch.

DAS MACHT DER ARZT

Haben Sie Läuse auf dem Kopf Ihres Kindes entdeckt, müssen Sie nicht unbedingt zum Arzt gehen. Allerdings haben Kinderärzte ein geschultes Auge und können bei Zweifeln Ihren Verdacht bestätigen.

Spätestens dann, wenn sich Ihre Kinder den Kopf blutig gekratzt haben und sich vielleicht sogar einige Stellen entzündet haben, sollten Sie den Arzt aufsuchen. Außerdem werden viele Mittel gegen Läuse bei Verordnung vom Arzt von der Krankenkasse bezahlt.

Dem Kindergarten und der Schule müssen Sie mitteilen, wenn Ihr Kind Kopfläuse hat. Schon nach der ersten Behandlung darf Ihr Kind wieder mit anderen Kindern zusammen sein. Sie müssen Ihr Kind natürlich so lange weiter behandeln, bis auch der letzten Laus der Garaus gemacht wurde.

Für Schule und Kindergarten gilt grundsätzlich, dass eine schriftliche Bestätigung über den Beginn der Behandlung ausreichen sollte, damit Ihr Kind die Einrichtung wieder besuchen darf. Gibt es allerdings innerhalb von vier Wochen einen erneuten Befall, kann ein ärztliches Attest über die Kopflausfreiheit nötig werden. Da lokale Aufsichtsbehörden die Regeln für Schulen und Kindergärten festlegen, sehen sie überall etwas anders aus.

Die Diagnose Krätze kann der Arzt mithilfe einer Lupe stellen. Nicht immer gelingt der direkte Nachweis der Milben – die Gänge und der Juckreiz sind aber charakteristisch. Häufig wird aber, besonders bei gepflegten Personen, gar nicht an die Möglichkeit einer Krätze gedacht und lange nach der richtigen Diagnose gefahndet. Der Arzt verschreibt die für die Behandlung nötige Salbe mit Permethrin. Meistens reicht eine Behandlung aus – bei stärkerem Befall sollte die Behandlung nach zwei Wochen wiederholt werden.

VIEL ZU VIEL
Schwitzen

Haut, Nägel und Haare

Für viele Betroffene ist das übermäßige Schwitzen (Hyperhidrosis) der reinste Horror. Falls Sie selbst darunter leiden, wissen Sie, wovon hier die Rede ist. Nichtbetroffenen ist der Leidensdruck durch das vermehrte Schwitzen allerdings kaum zu vermitteln. Soziale und berufliche Kontakte werden zur ständigen Herausforderung, manchmal ziehen sich Betroffene komplett zurück, um nicht vor anderen ins Schwitzen zu kommen.

Schwitzen steht normalerweise im Zusammenhang mit körperlicher Anstrengung oder starker innerlicher Anspannung. Nur stimmt das in diesem Fall nicht: Die Betroffenen haben einfach eine Überaktivität ihrer Schweißdrüsen – teilweise nur im Gesicht oder an den Händen, manchmal ist aber sogar der gesamte Oberkörper betroffen.

Meistens haben die „Starkschwitzer" einen doppelten Leidensdruck: Sie müssen öfter ihre Kleidung wechseln, manchmal sogar mehrmals am Tag. Als wäre das noch nicht genug, müssen sie ständig erklären, dass das Schwitzen nichts mit Aufregung oder Anstrengung zu tun hat. Das kann dann wiederum auf Dauer aufregend und anstrengend sein und nicht nur Spuren im T-Shirt, sondern auch auf der Seele hinterlassen.

DAS KÖNNEN SIE SELBST TUN

Tritt das übermäßige Schwitzen neu auf, müssen Sie zum Arzt gehen, denn dann könnte auch eine Erkrankung der Auslöser sein (mehr dazu weiter unten). Haben Sie schon immer stark geschwitzt und treten die Schwitzattacken bereits seit früher Jugend und immer an den gleichen Stellen auf, dann können Sie davon ausgehen, dass Sie an einer Überaktivität Ihrer Schweißdrüsen leiden. Dies ist an sich keine Krankheit. Manche Menschen schwitzen stark und könnten dies eigentlich auf die leichte Schulter nehmen. Falls Sie aber nicht dazugehören und stark unter dem Schwitzen oder den Reaktionen Ihrer Mitmenschen leiden, kann auch bei Ihrem eigentlich ganz normalen Fall starken Schwitzens professionelle Hilfe notwendig werden und Sie sollten zum Arzt gehen.

Manchen Betroffenen hilft es, wenn Sie lernen, Ihr verstärktes Schwitzen als natürliche körperliche Reaktion, die zu Ihnen gehört, zu akzeptieren. Das ist schwer, aber Entspannungsverfahren und Psychotherapien können diesen Prozess positiv beeinflussen.

Mittel der ersten Wahl sind in der Apotheke erhältliche Deos mit Aluminiumsalzen in verschiedenen Konzentrationen. Ein wenig kann die Umstellung der Ernährung helfen. Kaffee, schwarzer Tee, Alkohol und scharfe Gewürze begünstigen das Schwitzen. Regelmäßige Saunagänge fördern Ihr Wohlbefinden und lindern die Schweißdrüsenaktivität. Stiftung Warentest empfiehlt außerdem Badezusätze oder Lotionen mit synthetischen Gerbstoffen zur unterstützenden Behandlung, die unter dem Markennamen Tannolact und Tannosynt im Handel sind. Andere Mittel mit dem Wirkstoff Methenamin oder auf Salbeibasis sind „wenig geeignet".

DAS MACHT DER ARZT

Wenn Ihr Schwitzen neu aufgetreten ist, muss der Arzt klären, ob sich dahinter eine Erkrankung verbirgt. Häufige Krankheiten, die mit starkem Schwitzen einhergehen, sind eine Schilddrüsenüberfunktion, Zuckerkrankheit und auch manche Krebserkrankungen. Bei Frauen können auch die Wechseljahre verantwortlich sein.

Wenn Sie aufgrund der seelischen Belastung eines normalen starken Schwitzens zum Arzt gehen, wird er zunächst mit Ihnen klären, wie weit Sie sich durch das Schwitzen in Ihrem Alltagsleben und -erleben eingeschränkt fühlen. Je nach Ihrem Leidensdruck wird er verschiedene Therapien anbieten:

1 **Aluminiumsalze und Aluminiumchlorid:** Diese Substanzen werden als Gel oder als Deoroller fertig angeboten und am besten über Nacht aufgetragen. Aluminiumsalze helfen Ihnen besonders bei leichteren Formen der übermäßigen Schweißbildung in der Achselregion und Händen.

2 **Elektrotherapie:** Sie tauchen Ihre Hände oder Füße in Bäder mit leichtem Stromfluss. Die überaktiven Schweißdrüsen werden dadurch beruhigt. Die Behandlung müssen Sie regelmäßig durchführen. Diese Therapie kann, wenn sie gut wirkt, mit dem entsprechenden Gerät zu Hause durchgeführt werden. Das Gerät muss man dann selbst kaufen, manche Kassen übernehmen aber auch die Kosten.

3 **Botulinustoxin (Botox):** Mit der Injektion dieses Mittels werden die Nerven blockiert, die Ihre Schweißdrüsen aktivieren. Die Behandlung muss bei Erfolg alle vier bis sechs Monate wiederholt werden.

4 **Schweißdrüsenkürettage:** Nur zuallerletzt sollte zum Skalpell gegriffen werden: Dann rückt der Chirurg Ihren Schweißdrüsen mit dem Messer zu Leibe. Die Schweißdrüsen werden weggeschabt oder weggesaugt und die Schweißproduktion vermindert.

5 **ETS = endoskopische transthorakale Sympathektomie:** Nur ganz selten sollte ein Verfahren zum Einsatz kommen, bei dem mithilfe der Endoskopie Nervenknoten neben der Wirbelsäule durchtrennt werden.

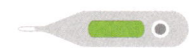

KREBSROT VOM STRAND

Sonnenbrand

Ein schöner Tag im Freien und abends brennt die Haut, Ihr Gesicht ist krebsrot und die Haut auf den Schultern zieht. Vermutlich haben Sie einen Sonnenbrand, einen Hautschaden, der durch UV-Strahlen verursacht wird. Die Anzeichen reichen, je nach Intensität und Dauer der Sonneneinstrahlung, von schmerzhaft geröteter Haut bis hin zur Blasenbildung. Die Anzeichen können sofort nach der Sonneneinwirkung oder erst einige Stunden später auftreten. Ein Sonnenbrand schädigt die Haut immer dauerhaft, auch wenn Rötung und Schmerzen längst verschwunden sind. Die entstandenen Zellschäden können Auslöser für das spätere Auftreten von Hautkrebs sein. Jedes Sonnenbad zählt! Ab wann es zu viel wird, ist nicht genau zu sagen. Nutzen Sie die von der Krankenkasse ab 35 Jahren zweijährlich angebotene Früherkennungsuntersuchung Hautkrebs bei Ihrem Hausarzt. Außerdem beschleunigt die UV-Strahlung die Hautalterung, weil die Fasern Kollagen und Elastin, die für die Spannung der Haut zuständig sind, geschädigt werden. Es kommt somit zu vorzeitiger Faltenbildung.

Jeder, der sich zu lange in der Sonne aufhält, kann einen Sonnenbrand bekommen. Allerdings ist die Hautfarbe ausschlaggebend dafür, wie schnell jemand einen Sonnenbrand bekommt. Grundsätzlich gilt: Je heller der Hauttyp, umso schneller ist die Haut durch die UV-Strahlen geschädigt. Übrigens: Auch in Haut, die nur gebräunt ist, wurden Hautzellen von den UV-Strahlen geschädigt. Die folgenden Dinge sollten Sie beachten:

- Sonne meiden, besonders zur Mittagszeit.
- Bei Wasser- und Wintersport werden Sie durch Reflexion quasi doppelt beschienen.
- Schützen Sie sich durch Sonnencreme mit einem Lichtschutzfaktor (LSF) über 15 oder Kleidung. Eine gute Sonnencreme muss nicht teuer sein: Auf www.test.de finden Sie für kleines Entgelt regelmäßig aktuelle Tests von Sonnencremes.
- Auch im Schatten wirkt indirekte Strahlung auf Ihre Haut (z. B. unter dem Sonnenschirm). Auch hier immer Sonnencreme benutzen.
- Sonnenschutz mindestens 30 Minuten vor dem Sonnenbad auftragen.
- Cremen Sie großzügig ein und cremen Sie alle zwei bis drei Stunden nach!
- Kleine Kinder und Babys sollten nicht der Sonne direkt ausgesetzt werden, weil Ihre Haut noch empfindlicher als die eines Erwachsenen ist.

Haut, Nägel und Haare

Sonnenallergie und Mallorca-Akne

Sonnenallergie: Sie sitzen in der Sonne und bekommen einen merkwürdigen, juckenden Ausschlag, anstatt braun zu werden? Immerhin 15 von 100 Deutschen leiden unter dem Ausschlag, der unter Sonnenlicht entsteht (Lichtdermatose). Die ersten Sonnenstrahlen des Jahres lassen unschöne Quaddeln auf Ihrer ungebräunten Haut entstehen. Nur kurzer Sonnengenuss und Sonnenschutz mit hohem LSF (Lichtschutzfaktor) helfen.

Mallorca-Akne: Sie kommt seltener vor, ist aber noch unangenehmer als die Sonnenallergie. Es kommt zu einem stark juckenden akneähnlichen Ausschlag (große und kleine Pickel) besonders im Gesicht. Auslöser der Mallorca-Akne ist das Zusammentreffen von empfindlicher Haut, Bestandteilen der Sonnencreme und intensiver Sonneneinstrahlung. Verwenden Sie Gels statt Cremes und vermeiden Sie lange Sonnenbäder.

- Falls Sie Medikamente einnehmen: Lesen Sie den Beipackzettel oder fragen nach, denn manche Mittel machen lichtempfindlich, z. B. bestimmte Antibiotika (bei Infektionen) oder Immunsuppressiva (u. a. bei Organtransplantation)

 DAS KÖNNEN SIE SELBST TUN
Bei einem leichten Sonnenbrand sollten Sie für Kühlung und Feuchtigkeit sorgen. Zur Abkühlung der Haut kann man kalt duschen und danach die betroffenen Hautstellen mit feuchten Umschlägen versorgen. Feuchtigkeitscremes vermindern das Spannungsgefühl. Da Sie über die Haut viel Wasser verloren haben, sollten Sie nun viel trinken. Normales Mineralwasser ist vollkommen ausreichend. Kein Alkohol! Schmerzen können meist gut mit Parazetamol oder Azetylsalizylsäure (z. B. Aspirin) behandelt werden.

 DAS MACHT DER ARZT
Wenn der Sonnenbrand so stark ist, dass auf der Haut Blasen entstehen (Verbrennung 2. Grades), muss der Sonnenbrand vom Arzt behandelt werden. Er wird die Blasen – wenn nötig – öffnen und mit einem Verband versorgen. Außerdem achtet der Arzt darauf, dass sich die Stellen nicht entzünden. Eventuell ist eine Behandlung mit leichten Schmerzmitteln wie Azetylsalizylsäure (Aspirin) oder Parazetamol und dem abschwellenden, entzündungshemmenden Medikament Kortison nötig.

DA RAUCHT DER KOPF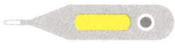

Sonnenstich

Zu viel Sonne auf Kopf und Nacken kann einen Sonnenstich auslösen. Nicht die UV-Strahlung ist hier der Auslöser, sondern die Hitze. Durch die Erwärmung des Kopfes kommt es zur Entzündungsreaktion der Haut, die das Gehirn umgibt (Hirnhaut).

Menschen mit Sonnenstich haben oft einen hochroten und heißen Kopf, während der übrige Körper eine vergleichsweise kühle Temperatur aufweist (im Gegensatz zum Hitz-schlag). Sie klagen über Unruhe, Kopfschmerzen und manchmal auch Ohrgeräusche. Einige müssen sich übergeben, Bewusstseinsstörungen können auftreten. Die Kopfschmerzen verstärken sich durch Beugung des Kopfes nach vorne. Auch Nackenschmerzen bis hin zur Nackensteife sind häufige Symptome des Sonnenstichs.

Die Entzündung der Hirnhaut kann eine Hirnschwellung mit Steigerung des Hirn-

Hitzschlag

Häufig werden die Begriffe „Sonnenstich" und „Hitzschlag" durcheinandergeworfen, aber ein Hitzschlag ist deutlich gefährlicher.

Ausgelöst wird der Hitzschlag durch körperliche Überanstrengung in einer heißen Umgebung ohne entsprechende Kühlung. Personen, die in schlecht belüfteten, heißen Räumen arbeiten wie z. B. Hochofenarbeiter, aber auch Sportler, die in der Hitze trainieren, können einen Hitzschlag bekommen.

Bei einem Hitzschlag erhitzt sich im Gegensatz zum Sonnenstich der gesamte Körper, weil das Temperatur-Regulationssystem des Körpers beeinträchtigt ist. Wer einen Hitzschlag erleidet, hat eine Körpertemperatur von 40 °C und mehr. Das ist lebensbedrohlich.

Erste Anzeichen für einen Hitzschlag sind oft Krämpfe und Bewusstseinsstörungen. Ein Betroffener muss sofort aus der Sonne. Kühlen Sie seinen ganzen Körper mit feuchten Tüchern und verständigen Sie den Notarzt.

drucks zur Folge haben. Je nach Schweregrad kann die Hirnhautentzündung zu Kollaps, Bewusstseinstrübung, Koma und schließlich zum Tod führen (Hitzschlag). Besonders anfällig für einen Sonnenstich sind Säuglinge und Kleinkinder, Menschen mit Glatze und Personen mit hellen Haaren.

So vermeiden Sie einen Sonnenstich:

1 Vermeiden Sie am besten direkte Sonneneinstrahlung.

2 Begrenzen Sie die Dauer der Sonneneinwirkung auf ein gesundes Maß.

3 Achten Sie darauf, nicht in der Sonne einzuschlafen.

4 Halten Sie sich bei starker Sonnenstrahlung vorzugsweise im Schatten auf.

5 Helle Kopfbedeckung oder ein Sonnenschirm bieten einen wirksamen Schutz vor der Sonne.

6 Wichtig bei Kleinkindern: Keine langen Autofahrten bei Hitze und starker Sonne.

DAS KÖNNEN SIE SELBST TUN

Ein Mensch mit Sonnenstich sollte immer umgehend zu einem Arzt gebracht werden! Die Kühlung des Betroffenen steht im Vordergrund der Erste-Hilfe-Maßnahmen. Dazu ist es zunächst notwendig, den Betroffenen an einen kühlen und ruhigen Ort ohne Sonneneinstrahlung zu transportieren, ihn

zu entkleiden und in halb sitzender Position zu lagern.

Die Temperatur von Kopf und Nacken sollte mit kalten, feuchten Tüchern gesenkt werden. Die Gabe von kühlen Getränken (kein Alkohol) ist nur sinnvoll, wenn derjenige bei klarem Bewusstsein ist und selbst trinken kann. Ein Kleinkind mit Sonnenstich sollte beruhigt, nicht allein gelassen und schnellstmöglich zu einem Arzt gebracht werden.

Womit schützt man sich am besten? Egal, ob Sonnenmilch, Sonnenspray oder Sonnencreme – alle schützen vor den Sonnenstrahlen. Je höher der Lichtschutzfaktor (LSF), desto stärker ist der Schutz – vorausgesetzt, man cremt sich reichlich und mehrmals am Tag ein. Der Lichtschutzfaktor gibt an, um welchen Faktor sich die natürliche Eigenschutzzeit (je nach Hauttyp von 10 bis 30 Minuten Eigenschutz) mit Creme verlängert. Aber auch mit Sonnenschutz gilt: Je kürzer, je besser.

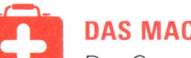

DAS MACHT DER ARZT

Der Gang zum Arzt ist wichtig, weil nur er den noch gefährlicheren Hitzschlag (siehe Kasten) ausschließen oder im Fall des alles die entsprechende Therapie einleiten kann.

Ist der Betroffene bewusstlos oder apathisch, muss er sofort ins Krankenhaus gebracht oder sogar der Notarzt (Telefon 112) gerufen werden.

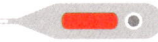

Thrombose

Haut, Nägel und Haare

Spannungsgefühl, eine Schwellung des Unterschenkels, ein Ziehen und ein Reißen im Bein können die Anzeichen einer Thrombose sein. Eine Thrombose – also ein Verschluss einer Vene mit einem Blutklumpen (= Thrombus) – kommt häufig aus heiterem Himmel. Der Blutpfropf bildet sich dadurch, dass das Blut besonders langsam fließt und die Blutplättchen dann verklumpen. Dann kommt es zur Verengung oder zum Verschluss einer tiefliegenden Vene – am häufigsten in den Beinen. So ein Verschluss kann im Unterschenkel beginnen und sich dann bis in den Oberschenkel fortsetzen. Die Thrombose tritt fast immer nur einseitig auf. Sind beide Beine geschwollen, ist eine Thrombose eher unwahrscheinlich.

Häufig haben die Betroffenen einen schmerzhaften und geschwollenen Unterschenkel. Es gibt allerdings auch Thrombosen, die nicht so eindeutig sind. Das Bein fühlt sich einfach „schwer" an, das Gefühl im Bein ist irgendwie anders. Diese Symptome sollten immer ernst genommen werden. Besondere Vorsicht ist geboten, wenn es zusammen mit folgenden Ereignissen auftritt:

- nach längerem, ruhigem Sitzen, z. B. Flugreise, langen Bus- oder Bahnfahrten
- nach Operationen
- nach Verletzungen im Unterschenkelbereich, z. B. einer Muskelzerrung
- Beginn der Verhütung mit der Pille

Außerdem gibt es Risikofaktoren, die die Wahrscheinlichkeit für das Auftreten einer Thrombose erhöhen:

- Rauchen
- Vorkommen einer Thrombose bei Familienmitgliedern
- Infektionen, besonders im Bereich des Unterschenkels
- Krebserkrankungen
- vererbbare Faktoren (z. B. eine sogenannte Faktor-V-Leiden-Mutation)
- Krampfadern

Eine schwere Komplikation einer Venenthrombose ist die Lungenembolie. Sie entsteht dadurch, dass sich der Thrombus oder ein Teil des Thrombus löst und dann in der Lunge ein Gefäß verschließt.

 **DAS KÖNNEN SIE SELBST TUN**
Suchen Sie bei einem Verdacht den Arzt auf! Sie müssen zwar nicht, wie bei einem Herzinfarkt, einen Notarzt rufen, aber ein

Thrombosegefahr Flugreise – so können Sie vorbeugen

Bewegen: Das wichtigste Prinzip zur Vorbeugung ist Bewegung! Sie sollten regelmäßig aufstehen und umhergehen. Sie können auch im Sitzen durch Auf- und Abbewegen der Fußspitzen die Muskelpumpe aktivieren und so den Blutfluss in den Venen beschleunigen.

Viel trinken: Außerdem ist es wichtig, viel zu trinken.

Kompressionsstrümpfe: Wählen Sie besser Kniestrümpfe als Strumpfhosen, die im Sitzen zusätzlich einengen können. Wer ein erhöhtes Thromboserisiko hat, sollte sich Kompressionsstrümpfe anpassen lassen. Reisestrümpfe helfen nicht.

Prophylaxe mit Heparin: Bei ausgeprägten Krampfadern sprechen Sie mit Ihrem Arzt über eine Prophylaxe mit Heparin-Spritzen. Die ungefährlichen kleinen Besenreiser erhöhen das Risiko für das Entstehen einer Thrombose nicht.

Was nicht hilft: Azetylsalizylsäure (z. B. Aspirin) bietet keinen ausreichenden Schutz vor Thrombosen.

möglichst zügiger Besuch Ihres Hausarztes ist angebracht.

Bis zur Diagnose sollten Sie das betroffene Bein möglichst wenig bewegen, es hochlagern und sich wenig anstrengen. Sollten Sie die Symptome nachts oder am Wochenende bemerken, lassen Sie sich in die Notaufnahme eines Krankenhauses bringen.

DAS MACHT DER ARZT

Wenn Sie das Gefühl haben, dass sich bei Ihnen eine Thrombose gebildet haben könnte, muss dies vom Arzt geklärt und gegebenenfalls behandelt werden. Falls eine Thrombose festgestellt wird, muss das Blut verdünnt werden, damit es zu keiner weiteren Bildung von Blutgerinnseln kommt.

Durch Bluttests kann festgestellt werden, ob Sie eine genetische Veranlagung für die Bildung von Blutgerinnseln haben. Dieser Test auf eine Faktor-V-Leiden-Mutation zeigt eine zu leichte Blutgerinnungsneigung an. Dies ist allerdings nur ein Risikofaktor für das Auftreten von Thrombosen.

Eine spontane Thrombose ist ein Alarmzeichen: Es muss dann immer nach einem bislang unentdeckten Tumor, z. B. Darmkrebs oder Bauspeicheldrüsenkrebs gesucht werden.

Warzen

Warzen hat fast jeder. Manchmal stören sie und manch einer findet, dass sie unschön aussehen. Warzen an sich sind aber harmlos. Durch eine Infektion mit Viren – meistens bestimmte Typen des humanen Papillomavirus (HPV) – kommt es zu einer gutartigen Hautwucherung. Dellwarzen bilden die einzige Ausnahme, diese werden durch ein Pockenvirus verursacht. Warzen können an allen Bereichen des Körpers, vereinzelt oder gehäuft vorkommen. Bevorzugt treten Warzen allerdings an Fingern und der Fußsohle, im Gesicht oder im Intimbereich auf.

Wer im Schwimmbad barfuß läuft, riskiert eine Infektion mit dem HPV. Und nicht nur da: Die Übertragung erfolgt durch Hautkontakt, Kontakt mit dem Erreger auf Oberflächen oder beim ungeschützten Geschlechtsverkehr. Kleine Haut- oder Schleimhauteinrisse ermöglichen dem Virus das Eindringen in den Körper. Nach einer Inkubationszeit, d. h. der Zeit zwischen Ansteckung und Ausbruch der Erkrankung, äußert sich die Infektion in Form einer neuaufgetretenen Hautwucherung. Aber Vorsicht: Auch Hautkrebs kann ähnliche Veränderungen hervorrufen wie eine Warze. Also im Zweifelsfall immer einen Arzt darauf schauen lassen!

Nicht jeder, der sich mit dem HPV infiziert, bekommt auch Warzen. Anfällig sind Menschen, die leicht schwitzen, häufig feuchte Hände oder Füße haben. Auch bei Kindern und Jugendlichen, bei denen das Immunsystem noch nicht „trainiert" ist, treten Warzen häufiger auf.

Die häufigste Warzenform sind die vulgären Warzen, die meistens an Fingern und im Gesicht auftreten. An den Fußsohlen treten vermehrt beim Gehen schmerzende Dornwarzen auf. Die Dornwarzen wachsen wie Dornen in die Haut ein.

Feigwarzen treten im Genital- und Analbereich auf. Sie werden beim ungeschützten Geschlechtsverkehr übertragen.

Dellwarzen finden sich meist im Gesicht, am Hals und an Armen und Beinen. Sie haben in der Mitte eine Delle und entleeren auf Druck eine breiige, milchige Flüssigkeit.

 DAS KÖNNEN SIE SELBST TUN
„Abwarten und Tee trinken" ist nicht die schlechteste Therapie. Viele Warzen verschwinden wieder, so wie sie gekommen sind, über Nacht. Daher erklärt sich auch, dass viele obskure Therapien, wie Warzen besprechen oder merkwürdige Kräuter-

mischungen, zu Erfolgen führen – die Warzen wären sowieso wieder verschwunden. Gerade bei Kindern ist es sinnvoll, nichtoperative Therapien auszuprobieren.

Die in der Apotheke erhältlichen Pflaster und Lösungen enthalten Salizylsäure (oft in Kombination mit Milchsäure). Sie müssen so lange auf die Warzen aufgetragen werden, bis sie verschwunden sind. Durch die Behandlung der Warzen können neue entstehen, da aus den behandelten Warzen Viren freigesetzt werden können. Stiftung Warentest stuft diese Mittel aber als geeignet ein. Einige Mittel enthalten Dimethylether oder Chloressigsäure: Diese Mittel sind „Wenig geeignet".

Feigwarzen brauchen eine spezielle Therapie, für die Sie einen Arzt aufsuchen müssen.

 DAS MACHT DER ARZT
Bei jeder verdächtigen Stelle, die Sie nicht eindeutig als Warze identifizieren können, sollten Sie vom Arzt klären lassen, dass es keine bösartige Hautveränderung ist, also kein Hautkrebs. Der Arzt kann störende Warzen chirurgisch entfernen, mit dem Laser beseitigen oder durch Vereisen mit Stickstoff zum Absterben bringen, so dass sie von selbst abfallen. Die Dornwarzen müssen, was häufig schmerzhaft ist, tief aus der Haut ausgeschnitten werden, damit der Dorn auch vollständig aus der Haut entfernt wird. Allerdings ist es auch bei sorgfältiger Entfernung der Warzen möglich, dass sie nach einiger Zeit wieder auftreten. Da hilft leider nur ein erneuter Besuch bei Ihrem Arzt. Bei Feigwarzen werden Ihnen medikamentenhaltige Cremes verschrieben. Bei besonders ausgedehnten Feigwarzen oder sehr störenden Warzen kann auch eine operative Therapie notwendig sein. Die Behandlung beider Partner ist bei der Erkrankung mit Feigwarzen wichtig, damit es nicht zur erneuten Infektion kommt.

Ansteckungsrisiko vermindern!

In Schwimmbädern, Sportanlagen, Saunen und Hotelzimmern sollten Sie immer Badeschlappen tragen. Trocknen Sie die Finger- und Zehenzwischenräume nach dem Baden sorgfältig ab.

Sollten Sie eine Warze haben, benutzen Sie keine Handtücher oder Waschlappen zusammen mit den anderen Familienmitgliedern.

Alles, was mit den Warzen in Berührung gekommen sind, sollten Sie mit mindestens 60 °C waschen. Hände und Gegenstände, die die Warze berührt haben, sollten Sie direkt danach desinfizieren.

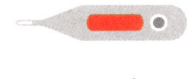

Wundrose

Gestern dachten Sie noch, die kleine Rötung am Unterschenkel geht von alleine weg und heute ist der ganze Unterschenkel rot und fühlt sich warm an. Sie fühlen sich schlapp und haben erhöhte Temperatur. Was oft mit einer kleinen Verletzung beginnt, kann sich schnell zur Wundrose (Erysipel) entwickeln. Durch eine kleine Hautverletzung, etwa durch einen Fußpilz oder ein Ekzem verursacht, dringen Bakterien über die Haut in die Lymphbahn ein und breiten sich dort aus.

DAS KÖNNEN SIE SELBST TUN

Kühlen Sie den Unterschenkel und legen Sie ihn hoch. Außerdem können Umschläge mit Alkohol helfen. Darüber hinaus hilft Ibuprofen durch seine entzündungshemmende Wirkung. Wenn Sie ein Ekzem oder Fußpilz haben, sollten Sie dies vorbeugend behandeln. Dann können Bakterien nicht so leicht in Ihre Lymphbahn eindringen.

DAS MACHT DER ARZT

Dehnt sich die Wundrose auf der Haut aus, müssen Sie zum Arzt. Diese Infektion kann nur mit einem Antibiotikum bekämpft werden. Meis-

tens reicht ein Antibiotikum in Tablettenform, haben Sie eine ausgedehnte Wundrose oder noch eine andere Erkrankungen, wie Diabetes oder ein geschwächtes Immunsystem, kann es notwendig sein, dass Sie das Antibiotikum als Infusion bekommen. Das geht am besten im Krankenhaus. Da bei Entzündungen im Unterschenkel die Gefahr für eine Thrombose steigt, bekommen Sie dagegen Spritzen.

Besonders ältere Patienten mit durchgemachter Wundrose bekommen häufig in kurzer Zeit wieder einen Rückfall. Dies liegt daran, dass die Eintrittspforte für die Bakterien wie die Fußpilzinfektion weiter besteht. Es ist also sehr wichtig, dass diese Erkrankungen konsequent therapiert werden, um einen Rückfall zu vermeiden.

Haben Sie das Gefühl, dass die Wundrose erneut auftritt, sollten Sie Ihren Arzt schnellstmöglich aufsuchen, damit die Therapie zügig begonnen werden kann und so eine Ausbreitung verhindert wird. Übrigens: Auch wenn eine Wundrose gefährlich aussieht, ist sie nicht ansteckend.

Ein Wort zu ...
Antibiotika

Antibiotika helfen dem Körper, mit krankheits-auslösenden Bakterien fertigzuwerden. Und damit ist eine wichtige Regel schon beschrieben: Antibiotika sollen nur bei Infektionen eingesetzt werden, die tatsächlich durch Bakterien ausgelöst sind. Bei allen anderen Infektionen sind Antibiotika sinnlos.

Und beachten Sie: Antibiotika sind keine Fiebermittel! Zwar hat man mitunter das Gefühl, die Tablette würde das Fieber senken, aber auch das passiert nur bei bakteriellen Erkrankungen, weil das Medikament die körper-eigene Abwehr unterstützt. Der Körper bekämpft im ersten Schritt jede Infektion, indem er die Körpertemperatur erhöht, es tritt Fieber auf. Das Fieber regt die Abwehrreaktionen an.

Es gibt Krankheiten, bei denen der Arzt sicher oder oder mit hoher Wahrscheinlichkeit von einer bakteriellen Infektion ausgehen kann, die unbedingt mit einem Antibiotikum behandelt werden muss, dazu gehören z. B. Gallenblasenentzündung, Harnwegsinfektion, Scharlach oder Wundrose. Dagegen sind die Auslöser einer akuten Bronchitis, eines Schnupfens oder einer akuten Nasenneben-höhlenentzündung fast immer Viren, die nicht mit Antibiotika behandelt werden können. Nur wenn sich eine bakterielle Infektion noch über die Virusinfektion legt, kann es notwendig werden, ein Antibiotikum einzunehmen.

In Deutschland werden nach wie vor zu oft Antibiotika verschrieben, vor allem in der Erkältungszeit. Das zeigt eine Analyse von Arzneimittel- und Diagnosedaten der Krankenversicherung DAK. Laut der Krankenkasse war 2013 rund jede dritte Verordnung bei den Versicherten fragwürdig.

Schwerwiegend sind die Folgen häufiger Antibiotikaeinnahme für uns alle: Bakterien werden zunehmend resistent. Bisher gut behandelbare Erkrankungen könnten in Zukunft wieder gefährlich werden, weil die üblichen Antibiotika nicht mehr ausreichend wirken. Mehr auf www.test.de im kostenlosen Special „Antibiotika: Warum zuviel krank macht".

Wichtige Regeln, die Sie bei einer Antibiotikatherapie beachten sollten:

1 Verwenden Sie nie ohne ärztlichen Rat Antibiotika – auch keine Restbestände.

2 Müssen Sie ein Antibiotikum einnehmen, dann tun Sie es unverzüglich.

3 Befolgen Sie die Hinweise zur Dosis und Dauer der Einnahme korrekt, sonst riskieren Sie die Rückkehr der Erkrankung.

DIE GEFAHR AUS DER WIESE

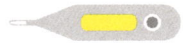

Zeckenbiss

Nach einer Wanderung entdecken Sie beim Duschen die Zecke in Ihrer Achselhöhle. Oft hat man dann den einen Gedanken: „Hoffentlich keine Borreliose oder FSME!" Dabei sind die Krankheitserreger nicht dieselben: Die Borreliose wird durch Bakterien verursacht und der Auslöser für die FSME ist ein von der Zecke übertragenes Virus. FSME steht für Frühsommer-Meningoenzephalitis.

FSME: Sollten Sie von einer Zecke gestochen worden sein, ist die Wahrscheinlichkeit einer FSME-Infektion eher gering, die Viren werden nicht bei jedem Stich übertragen und hinzu kommt: Nur jeder dritte Infizierte entwickelt Krankheitszeichen. Bisher gilt: Die Zecken in den südlichen Bundesländern sind häufiger mit FSME infiziert als im Norden. Aber auch dort sind nur ca. 1–5 von 100 Zecken Träger des FSME-Virus. Die aktuelle Verbreitung können Sie z. B. unter www.rki.de/fsme nachlesen. FSME-Infektionen treten vor allem im Frühjahr und im frühen Sommer vergleichsweise häufig auf. Sollten Sie zu denen gehören, bei denen die Krankheit ausbricht, können ca. ein bis zwei Wochen nach der Übertragung Fieber und grippeähnliche Symptome auftreten. Bei etwa zwei Drittel der Infizierten

gehen die Beschwerden vorüber und die Krankheit heilt folgenlos aus. Die übrigen Erkrankten entwickeln, meist nach einer fieberfreien Periode von etwa einer Woche, neurologische Symptome. Es kann zu einer Hirnhautentzündung (Meningitis), einer Hirnentzündung (Enzephalitis) oder einer Entzündung des Rückenmarkgewebes (Myelitis) kommen. Je nachdem treten dann starke Kopfschmerzen mit Fieber, Nackensteifigkeit, Übelkeit, Erbrechen, Verwirrtheit und Bewusstseinsstörungen auf. Des Weiteren kann es zu Gangstörungen, Krampfanfällen, Lähmungen und Atemstörungen kommen.

Beim Gros der Betroffenen heilt die Erkrankung glücklicherweise wieder vollständig aus. Ist aber das zentrale Nervensystem (Gehirn) mit betroffen, können die Schäden länger andauern oder sogar für immer bleiben. Die Gefahr, bleibende Schäden zu erleiden, steigt mit dem Lebensalter. Besonders gefährdet sind Männer über 50 Jahren.

Borreliose: Es ranken sich viele Gerüchte um die Borreliose. Das hängt damit zusammen, dass die Erkrankung ein buntes Bild an Folgeerkrankungen nach sich ziehen kann, aber auch, dass viele Beschwerden, die nur schwer zu erklären sind, dann einem Zecken-stich und einer vermeintlichen Infektion zu-geordnet werden. Erschwerend kommt hinzu, dass der Nachweis der Erkrankung nicht im-mer eindeutig möglich ist.

Infizieren können Sie durch einen Zecken-stich, bei dem Borrelien beim Blutsaugen an Sie weitergegeben werden. Die Gefahr, dass Sie von einer infizierten Zecke gestochen werden, besteht weltweit. In Deutschland trägt im Durchschnitt jede fünfte Zecke Borrelien in sich. Von diesen Zecken verursachen aber nur ca. 5 von 100 eine Infektion (Nachweis von Antikörpern) und bei 1 von 100 Infizierten kommt es zu Krankheitszeichen. In der Mehr-zahl der Fälle, also 99 von 100, wird unser Im-munsystem mit den Erregern fertig. Deshalb lassen sich bei vielen Menschen Antikörper gegen Borrelien nachweisen, ohne dass je-mals Krankheitszeichen aufgetreten sind. Be-vorzugter Angriffsort der Zecken sind Knie-kehle, Leiste, Achselhöhle und Gesicht. Die Stiche sind nicht schmerzhaft, weshalb sie häufig gar nicht oder erst später entdeckt werden. Sollten Sie von einer infizierten Zecke gestochen worden sein, bildet sich nach ei-niger Zeit – Tagen oder auch Wochen – auf der Haut die Wanderröte (Erythema mi-grans) – ein roter Ring, dessen Durchmesser langsam von der Stichstelle ausgehend zu-nimmt. Diese Wanderröte ist charakteristisch für die Borreliose. Sie sollten damit umge-hend zum Arzt gehen. Dieses Merkmal kann

aber auch fehlen. Wird die Infektion nicht be-handelt, können Symptome auftreten, die un-spezifisch sind und bei vielen anderen Er-krankungen vorkommen: Hautveränderun-gen, Gelenk-, Muskel- und Nervenschmerzen bis hin zu Lähmungen.

 DAS KÖNNEN SIE SELBST TUN
Die beste Vorbeugemaßnahme ge-gen beide Erkrankungen: Schützen Sie sich vor Zeckenstichen:

1 In Wäldern sollten Sie das Unterholz mei-den, da sich hier viele Zecken aufhalten.

2 Lange und geschlossene Kleidung hält, ebenso wie auf die Haut aufgetragene, In-sekten abwehrende Mittel, die Zecken fern.

3 Sie sollten lange Strümpfe tragen und die Hose in die Strümpfe stecken.

4 Nach jedem Aufenthalt im Wald sollten Sie Ihren Körper und auch den Ihrer Kinder gründlich nach Zecken absuchen und die-se gegebenenfalls sofort entfernen.

5 Auch Ihr Haustier bringt gerne eine Zecke vom Ausflug in die Natur mit – daher bitte auch dieses regelmäßig absuchen.

Sind Sie von einer Zecke gestochen gilt: Je länger die Zecke in Ihrer Haut sitzt, umso hö-her das Risiko, dass die infizierte Zecke Sie mit Borrelien ansteckt. Also: möglichst umgehend nach jedem Aufenthalt in der Natur den Körper nach Zecken absuchen und sie dann zügig entfernen. ==Öl und Klebstoff sind nicht die richtigen Herangehensweise, um Zecken zu entfernen.== Die Zecken ersticken dann und erbrechen erst recht den Darminhalt in die Wunde – das Risiko einer Infektion steigt. Richtig ist, die Zecken mit einer Zeckenpinzette oder -karte am tiefstmöglichen Punkt zu fassen – direkt an der Hautoberfläche – und gerade aus der Haut zu ziehen. ==Bitte drehen Sie die Zecke nicht, sie hat kein Gewinde==– und quetschen Sie nicht den Leib. Auch das erhöht das Risiko einer Infektion. Danach sollten Sie die Einstichstelle desinfizieren. Wenn der Saugrüssel in der Stichstelle verbleibt, ist das kein Anlass zur Sorge. Er trocknet und wächst später von alleine raus oder kann vom Arzt entfernt werden.

Noch ein Wort zur Untersuchung der Zecken auf Borrelien: Ja, es kann mit einer aufwendigen und teuren Laboruntersuchung herausgefunden werden, ob die Zecke, die Sie gestochen hat, mit Borrelien befallen ist. Das heißt aber noch nicht, dass Sie auch infiziert wurden. Trotzdem kann bei positivem Test eine Antibiotika-Therapie überlegt werden. Da allerdings die Kosten nicht von den Krankenkassen übernommen werden, kann eine routinemäßige Kontrolle der Zecken auf die Dauer für Sie sehr teuer werden. Auch ist die Überlegung nicht ganz falsch, dass nach jedem Zeckenbiss ohne abzuwarten mit einer Anti-

biotika-Therapie begonnen werden könnte. Wenn Sie sich aber vorstellen, dass nur jede fünfte Zecke befallen ist und nur bei ein Prozent der Infektionen Symptome auftreten, heißt das, dass Sie bei 1 000 Bissen 998 Mal ein Antibiotikum ohne Grund nehmen – mit all den Nebenwirkungen und Risiken! Sehen Sie die Wanderröte nach einem Zeckenstich auf Ihrer Haut, ist die Sache klar: Sie sind mit Borrelien infiziert worden und müssen zum Arzt.

==Bei FSME kann man sich neben der Strategie, Zecken so weit wie möglich zu vermeiden, zusätzlich durch eine Impfung schüt-==

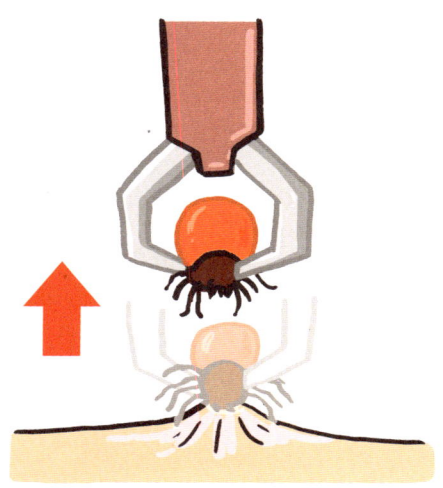

So entfernt man eine Zecke: Die Zecke möglichst hautnah greifen, dann gerade herausziehen. Nie am Hinterleib anfassen und quetschen!

zen. Halten Sie sich häufig im Wald und auf Wiesen auf oder reisen in Ausbreitungsgebiete, sollten Sie sich impfen lassen. Für die Grundimmunisierung – erstmalige Impfung – brauchen Sie drei Impfungen. Bereits 14 Tage nach der 2. Impfung haben Sie einen Schutz. Nach der 3. Impfung hält der Impfschutz drei Jahre, danach wird ein Impfstand von fünf Jahren empfohlen, über 49 Jahren bleibt es allerdings bei drei Jahren.

Mit einem Schnellimpfschema ist es möglich, dass Sie eine Grundimmunisierung innerhalb von 3 Wochen vor dem Urlaub erhalten.

DAS MACHT DER ARZT

Da es zwei Krankheiten sind, die durch Zecken übertragen werden, sind die Behandlungsansätze sehr unterschiedlich:

FSME: Da FSME eine Viruserkrankung ist, kann Ihnen der Arzt kein Medikament verschreiben, das die Krankheit heilt. Es können nur die Symptome wie Fieber und Schmerzen behandelt werden. Die Symptome treten erst ca. zwei Wochen nach dem Zeckenbiss auf, daher ist Ihnen der Zusammenhang vielleicht nicht sofort bewusst. Der Arzt kann dann mit einer Blutuntersuchung die Diagnose absichern. Ist bei Ihnen das Gehirn mit erkrankt, müssen Sie im Krankenhaus behandelt und beobachtet werden. Sie müssen sich in jedem Fall körperlich schonen und Bettruhe einhalten. Je nachdem, was notwendig ist, be-

kommen Sie Medikamente gegen die Schmerzen, das Fieber, die Entzündung und gegebenenfalls gegen einen erhöhten Hirndruck verordnet. Bis die Erkrankung vollkommen ausgeheilt ist, kann es zwei Wochen dauern.

Borreliose: Ihr Arzt verschreibt Ihnen ein Antibiotikum für zwei bis drei Wochen und damit ist die Gefahr einer weiteren Ausbreitung in Ihrem Körper gebannt. Sollte sich der typische Ring auf der Haut nicht zeigen, wird die Diagnose schwieriger. Es ist zwar möglich, dass Ihnen der Arzt Blut abnimmt und sich darin Antikörper gegen die Borrelien nachweisen lassen. Allerdings sind diese Tests nicht hundertprozentig aussagekräftig. So kann es vorkommen, dass eine Borreliose vorliegt und der Test es nicht nachweist und andersherum. Die Feststellung einer Borreliose ist daher immer eine Kombination von Symptomen, der Krankengeschichte und Bluttests. Es macht keinen Sinn, das Blut immer wieder zu kontrollieren und zu hoffen, dass der Bluttest unter Antibiotikagabe „negativ" wird. Das Ziel der Therapie ist erreicht, wenn die Symptome verschwunden sind und Sie sich wieder gut fühlen.

Vom Arzt muss zuerst geklärt werden, dass die Beschwerden tatsächlich keine anderen Ursachen haben. Die „Verlegenheitsdiagnose" Borreliose kann dazu verführen, dass andere Krankheiten übersehen werden.

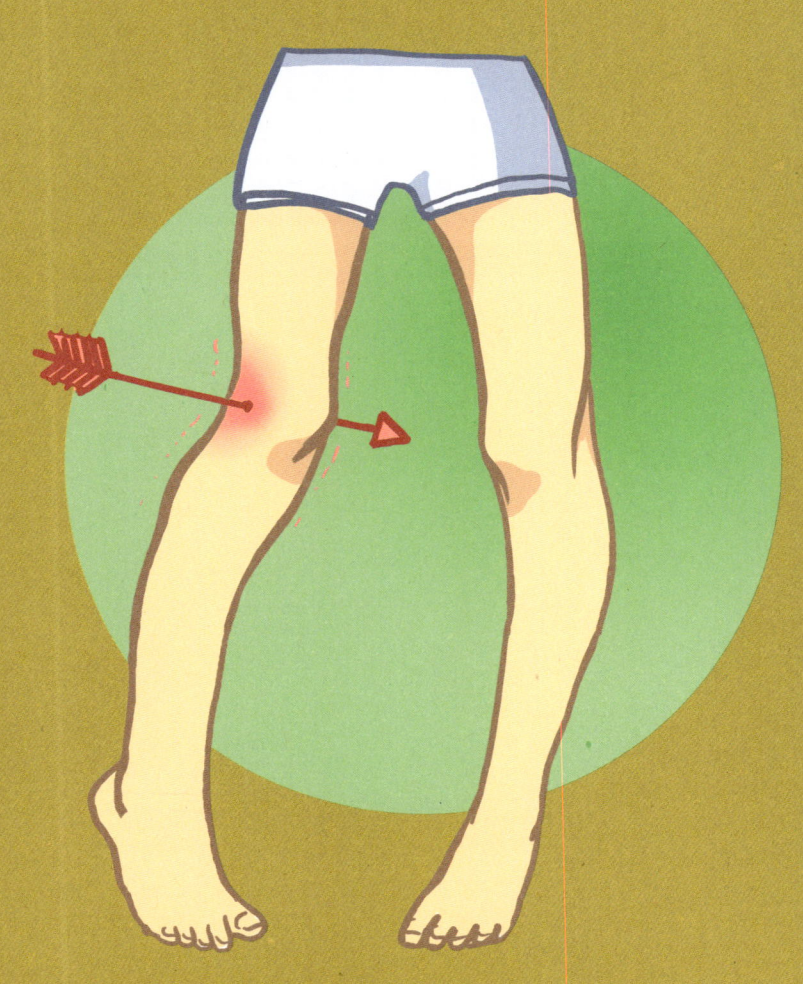

Knochen, Muskeln und Gelenke

WENN DAS LAUFEN SCHMERZT

Fersensporn

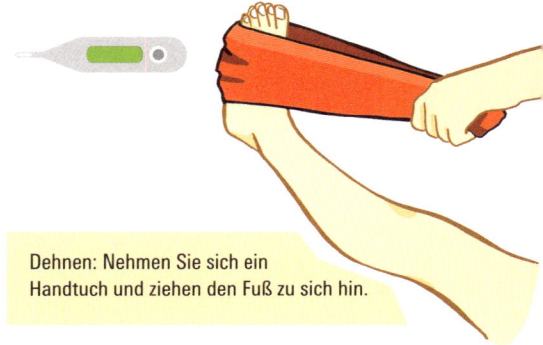

Sie joggen viel und lange und ansonsten sind Sie auch häufig auf den Beinen bzw. Füßen. Plötzlich haben Sie unangenehme Schmerzen im Bereich der Ferse bzw. Fußsohle.

Teilweise kommt es sogar so weit, dass Sie schon Schmerzen beim Aufstehen haben. Sie haben das Gefühl, als wären Sie in einen Nagel getreten. Doch nach einigen humpelnden Schritten können Sie wieder normal gehen.

Die Ursache für diese Schmerzen ist meist ein Fersensporn. Man unterscheidet einen oberen Fersensporn (am Achillessehnenansatz) von einem unteren Fersensporn, der sich an der Unterseite des Fersenbeins (Fußsohlenseite) im Ansatzbereich der kleinen Fußmuskeln bildet. Der untere Fersensporn tritt deutlich häufiger auf. Ein Fersensporn ist eine dornartige Knochenveränderung an der Unterseite des Fersenbeins am Ansatz der überbeanspruchten Sehnenplatte der Fußsohle (Plantaraponeurose). Durch eine ständige Überbelastung entzündet sich die Plantaraponeurose, es bilden sich kalkartige Veränderungen im Fersenbereich. Ein – im Röntgenbild sichtbarer – Fersensporn tritt bei rund 10 % der Bevölkerung auf. Die meisten Menschen haben aber keine Beschwerden.

Dehnen: Nehmen Sie sich ein Handtuch und ziehen den Fuß zu sich hin.

Durch Überlastung (Alter, Übergewicht, Laufsport, falsche Schuhe) kann es jedoch zu Schmerzen im Bereich des Fersensporns kommen. Typisch sind stechende Schmerzen unter der Ferse, die Sie vor allem morgens und beim Anlaufen stärker spüren.

 DAS KÖNNEN SIE SELBST TUN

Einem Fersensporn können Sie am besten vorbeugen, indem Sie auf Ihr Gewicht achten. Übergewicht strapaziert die Sehnen der Fußsohlen – auf Dauer kann es zu den Kalkablagerungen und der schmerzhaften Entzündung kommen. Bei einem stehenden Beruf sollten Sie sich zwischendurch immer mal für eine Weile hinsetzen, um die Füße zu entlasten. Beim Sport sollten Sie sich vor dem Lauftraining ausreichend Aufwärmen. Benutzen Sie Laufschuhe mit guter Dämpfung und einem flexiblen Vorfußbereich mit viel Bewegungsfreiheit für die Zehen, die eine ausreichende Dehnung der Fußsohlenmuskulatur ermöglichen. Zur Vorbeugung können Sie auch barfuß laufen, damit die Beweglichkeit der Zehen verbessert wird. Um Fersensporn vorzubeugen, ist es außerdem sinnvoll, dass Sie auf unterschiedlich harten Laufuntergründen trainieren. Wobei dem weichen Waldboden immer Vorzug vor Asphalt gegeben werden sollte.

Sehr wichtig bei der Vorbeugung von Fersenspornen sind auch regelmäßige Dehnübungen für die Waden- und Fußmuskulatur, mit deren Hilfe Sie Muskelverkürzungen entgegenwirken können. Sollten Sie Schmerzen in der Ferse haben, ist es selbstverständlich, dass Sie Ihr Laufpensum reduzieren bzw. für eine gewisse Zeit unterbrechen müssen. Sie können auf andere Sportarten, wie Schwimmen und Radfahren, ausweichen. Außerdem empfiehlt es sich, dass Sie Ihre Schuhwerk überprüfen: Zu enge Schuhe fördern die Entstehung eines schmerzhaften Fersensporns.

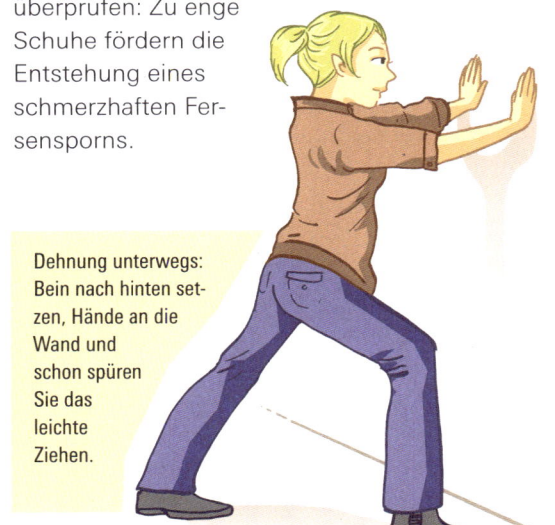

Dehnung unterwegs: Bein nach hinten setzen, Hände an die Wand und schon spüren Sie das leichte Ziehen.

DAS MACHT DER ARZT

Den Fersensporn kann Ihr Arzt durch eine körperliche Untersuchung und gegebenenfalls eine Röntgenaufnahme sicher feststellen. Zunächst wird er versuchen, Ihre Beschwerden mit entzündungshemmenden Medikamenten zu behandeln. Zudem helfen spezielle Einlagen – Fersenkissen mit Locheinlagen –, die schmerzende Stelle zu entlasten. Eine einfache und wirkungsvolle Methode ist auch, die entzündete Stelle konsequent zu kühlen. Zusätzlich kann Ihnen der Arzt Physiotherapie verordnen.

Bringen diese Maßnahmen keine Linderung, kann der Arzt Kortison in die entzündete Stelle injizieren. Dies ist, da direkt in die Fußsohle gespritzt wird, etwas schmerzhaft. Eine andere, schmerzfreie Methode ist die Behandlung mit Schallwellen. Hierbei werden die Kalkablagerungen durch Schallwellen zertrümmert. Die Behandlungsart wird noch nicht von den Krankenkassen übernommen, doch der Medizinische Dienst des Spitzenverbandes Bund der Krankenkassen e. V. vergibt die Bewertung „tendenziell positiv" für die Stoßwellenbehandlung des plantaren Fersensporns (siehe www. gel-monitor. de). Leider dauert die Therapie des schmerzenden Fersensporns meist recht lange. Sie müssen sich manchmal bis zu einem Jahr gedulden, bis die Symptome vollständig verschwunden sind.

ZUVIEL FLEISCH UND ALKOHOL
Gicht

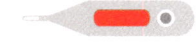

(Viel) Fleisch + (viel) Alkohol = große Schmerzen, so oder ähnlich sieht die Gleichung bei einem Gichtanfall aus. Wenn Sie schon einmal einen hatten, wissen Sie, wie schmerzhaft das sein kann: Der große Zeh ist rot und geschwollen, jede Berührung schmerzt, sogar die Berührung der Bettdecke ist kaum erträglich. Richtiges Gehen ist kaum möglich, geschweige denn, einen normalen Schuh anzuziehen. Grund für diese Schmerzen ist die Ablagerung von Harnsäurekristallen in den betroffenen Gelenken. Dies verursacht eine Gelenkentzündung, die Ihnen dann die fast unerträglichen Schmerzen bereitet. Üppige, fleischlastige Ernährung in Kombination mit Alkohol führt zu erhöhten Harnsäurespiegeln im Blut. Sind diese Mahlzeiten bei Ihnen an der Tagesordnung und sind Sie ein Mann – 80 % der Patients sind Männer –, steigt die Wahrscheinlichkeit, dass Sie früher oder später die Gicht erwischt. Es wird höchste Zeit, dass Sie Ihre Ernährung umstellen!

DAS KÖNNEN SIE SELBST TUN
Ändern Sie Ihren Lebensstil – das verhindert nicht nur den dicken Zeh, sondern auch das Entstehen anderer „Wohlstandskrankheiten" wie Diabetes und koronare Herz-

krankheit. Sehen Sie Ihren schmerzgeplagten Zeh als Warnsignal:

1 Stellen Sie Ihre Ernährung auf eine purinarme Kost um (Nährwerttabellen helfen weiter oder der Ratgeber „Gut essen bei Gicht" der Stiftung Warentest). Generell: weniger Fleisch, mehr Gemüse und Obst!

2 Vermeiden Sie sehr üppige Mahlzeiten, Fasten und Durstphasen.

3 Trinken Sie mindestens zwei Liter Flüssigkeit am Tag, sofern aus medizinischer Sicht nichts dagegen spricht.

4 Stoppen beziehungsweise reduzieren Sie Ihren Alkoholgenuss deutlich.

5 Reduzieren Sie Ihr Übergewicht langsam. Verzichten Sie dabei auf „Radikaldiäten", da diese wiederum einen Gichtanfall provozieren können!

6 Durch körperliche Aktivität vermindern Sie nicht nur Ihr Gewicht, sondern können auch den Harnsäurespiegel senken.

Am Anfang ist es sicher schwer, die gewohnten Ernährungsgewohnheiten zu verlassen, auch wird es ab und an wieder kleine

„Rückfälle" geben, aber auf Dauer fühlen Sie sich besser und Ihr Zeh und Ihr restlicher Körper wir Ihnen für die Lebensstiländerung dankbar sein.

🩹 DAMIT ZUM ARZT

Ein Gichtanfall ist zu schmerzhaft, um ihn alleine „auszusitzen" und zu warten, dass er wieder von alleine verschwindet. Ihr Arzt wird Ihnen ein Medikament gegen den akuten Gichtanfall und gegen die Schmerzen verschreiben, z. B. Ibuprofen. Wichtig ist, dass Sie mit Ihrem Arzt über alle Medikamente sprechen, die Sie einnehmen, auch selbst gekaufte, denn viele Mittel beeinflussen den Harnsäurespiegel. Beispielsweise erhöht Aspirin den Spiegel, Vitamin C senkt ihn.

Sollten Sie dauerhaft erhöhte Harnsäurewerte im Blut haben und deshalb häufiger Gichtanfälle, kann er Ihnen, neben der wichtigen Ernährungsumstellung, ein Medikament verschreiben, welches den Harnsäurespiegel senkt. Dabei ist es wichtig, das Mittel zuverlässig und regelmäßig einzunehmen.

Den Harnsäurespiegel kann man im Blut messen. Der Normalbereich liegt bei Frauen bei $2{,}3 - 6{,}1\,mg/dl$ bei Männern etwas höher mit $3{,}6 - 8{,}2\,mg/dl$.

LEBENSMITTEL, DIE SIE BEVORZUGEN, EINSCHRÄNKEN, MEIDEN SOLLTEN

Bevorzugen Sie:	Schränken Sie Ihre Zufuhr ein bei:	Meiden Sie:
Purinfreie oder purinarme Lebensmittel:	**Lebensmittel mit einem mittleren Puringehalt:**	**Purinreiche Lebensmittel:**
• Gemüse, Obst, Salate mit einem Harnsäuregehalt bis 50 mg/100 g • Kartoffeln • fettarme Milch • Milchprodukte und Käse • Eier • Getreideprodukte, Brot und Backwaren mit einem Harnsäuregehalt bis 100 mg/100 g	• Hülsenfrüchte, z. B. Erbsen, Bohnen und Sojaprodukte • einige Gemüsesorten, z. B. Rosenkohl, Brokkoli, Blumenkohl, Spargel und Spinat • einige Pilze wie Steinpilze und Champignons • gekochter Schinken, fettarmes Rinder-, Schweine- u. Geflügelfilet	• alle Lebensmittel mit einem Harnsäuregehalt über 250 mg/100 g • Innereien, Fleischextrakte, Haut von Schwein, Geflügel, Fisch • Anchovis, Hering, Makrele, Ölsardinen, Sprotten • Alkoholhaltige Getränke, u. a. Weizenbier und Spirituosen, Bier, aber auch alkoholfreies Bier • mit Fructose gesüßte Getränke • Hefe und deren Produkte wie Hefeextrakte und Instantbrühen • fette Lebensmittel (wie z. B. Wurst) • Lebensmittel mit hohem Anteil schnell resorbierbarer Kohlenhydrate wie Zucker oder weißes Mehl

Gicht

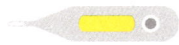

Karpaltunnelsyndrom

Knochen, Muskeln und Gelenke

Plötzlich bekommen Sie das Marmeladenglas nicht mehr auf, es kribbelt unangenehm in den Fingern und Sie lassen plötzlich Dinge fallen, weil Ihnen die Kraft in der Hand fehlt. Die Symptome werden mit der Zeit immer heftiger und nachts wachen Sie häufig auf, weil die Finger eingeschlafen sind.

Grund für die Misere ist das Karpaltunnelsyndrom – eine Enge im sogenannten Karpaltunnel, der von Handwurzelknochen und einem straffen Bindegewebsband gebildet wird (siehe Bild). In ihm verlaufen ein Teil der Sehnen der Finger und ein Nerv, der Nervus medianus. Dieser Nerv versorgt einen Teil der Handmuskulatur und ist verantwortlich für die Empfindung in der Handfläche und der ersten drei Finger (Schwurhand).

Der Karpaltunnel ist für den Nerv eine Engstelle. Beim Karpaltunnelsyndrom kommt es zu einer chronischen Druckbelastung des Nervs. In der Regel kommt es zum Karpaltunnelsyndrom bei einer ständigen Überlastung des Handgelenks, also bei Personen, die viel mit der Hand arbeiten müssen. Das ist bei Maurern, Fliesenlegern und Fensterreinigern genauso der Fall wie bei Menschen, die viel am Computer arbeiten. Das Handgelenk wird abgeknickt und überbelastet. Dies führt zu einer örtlichen Entzündungsreaktion mit einer Schwellung und Bindegewebewucherung, sodass der Nerv im Tunnel weiter eingeengt wird.

Auch während einer Schwangerschaft kann der Kanal durch Flüssigkeitseinlagerung im Gewebe enger werden und die Finger kribbeln. Da die Flüssigkeitseinlagerung auch während des Zyklus unterschiedlich ist, können die Beschwerden zyklusabhängig variieren und während der Wechseljahre verschwinden oder heftiger werden.

Beim beginnenden Karpaltunnelsyndrom bemerken Sie eine erhöhte Druckempfindlichkeit im Handgelenks, sodass eine abgeknickte Lagerung – wie zum Beispiel im Schlaf – Ihnen Beschwerden verursacht. Später, bei fortgeschrittener Schädigung des Nervs, können Sie nicht mehr richtig zufassen, geschweige denn etwas festhalten. Es kann sogar so weit kommen, dass die betroffenen Muskeln – hier besonders auffällig der Daumenballen – schrumpfen. Die Nervenschädigung kann leider nicht mehr rückgängig gemacht werden. Deshalb sollten Sie bei Verdacht auf ein Karpaltunnelsyndrom möglichst frühzeitig einen Arzt aufsuchen, es ist aber kein Grund, in Panik zu verfallen.

DAS KÖNNEN SIE SELBST TUN

Am Anfang können Sie versuchen, solche Belastungen zu vermeiden, bei denen Ihr Handgelenk übermäßig abgeknickt und belastet wird. ==Abschwellende Medikamente wie Ibuprofen und das Kühlen mit Coldpacks können den Karpaltunnel wieder frei machen== und die Beschwerden vertreiben. Auch Physiotherapie und bestimmte Übungen, die Sie selber machen können, sind eine Möglichkeit, die Operation zu verhindern oder wenigstens hinauszuzögern.

Sollten sich die Beschwerden aber nicht bessern oder sogar verschlimmern, ist der kleine Schnitt unvermeidbar – danach können Sie dann endlich wieder in Ruhe durchschlafen.

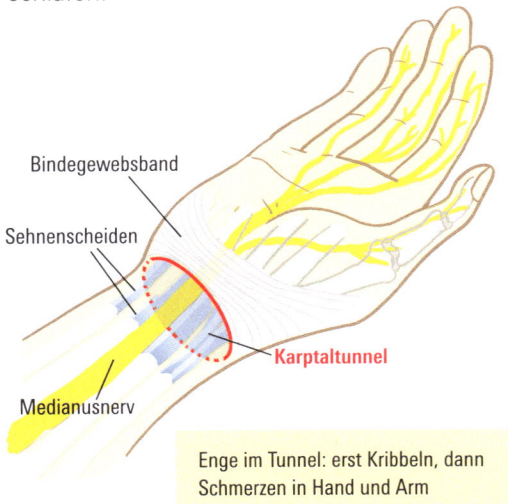

Bindegewebsband

Sehnenscheiden

Karpaltunnel

Medianusnerv

Enge im Tunnel: erst Kribbeln, dann Schmerzen in Hand und Arm

DAS MACHT DER ARZT

==Die Symptome sind so charakteristisch, dass die Diagnose einfach zu stellen ist.== Ein Neurologe misst mithilfe von Elektroden die Nervenleitgeschwindigkeit. Durch die Druckschädigung ist diese verlangsamt. Das Ausmaß der Schädigung kann mit der Messung genauer quantifiziert werden.

Ist die Schädigung noch nicht sehr ausgeprägt, kann Ihnen der Arzt eine Schiene für die Nacht empfehlen. So wird das Abknicken in der Nacht verhindert und der Nerv kann sich gegebenenfalls wieder erholen. Auch NSAR (nichtsteroidale Antirheumatika) wie Ibuprofen haben eine abschwellende Wirkung und können zu einer Besserung der Symptome führen. Akut kann auch Injektion mit Kortison zu einer Linderung führen. Diese Injektion sollte aber die Ausnahme sein, da bei Injektionen immer eine Gefahr für Infektionen gegeben ist. Außerdem bergen häufige Kortisoninjektionen die Gefahr, dass Gewebe geschädigt wird. ==Möchten Sie das Kribbeln endgültig loswerden oder ist die Schädigung schon weit fortgeschritten, so wird Ihnen Ihr Arzt zu einer einfachen Operation raten.== Dabei wird das einengende Bindegewebsband durch einen kleinen Längsschnitt durchtrennt – minimalinvasiv oder als offene Operation. Anschließend hat der Nerv wieder mehr Platz im Tunnel und das Kribbeln ist weg. Die Operation kann ohne Probleme in lokaler Betäubung durchgeführt werden.

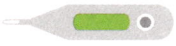

Läuferknie

Knochen, Muskeln und Gelenke

Sich fit zu halten ist schön und gut, aber wenn jeder Schritt beim Joggen oder später sogar beim normalen Gehen schmerzt, läuft etwas falsch. Haben Sie das bei sich selbst beobachtet? Womöglich leiden Sie unter dem Läuferknie. Das Läuferknie, ein Überlastungssyndrom am äußeren Kniegelenk, ist unter Hobbyläufern, Marathonfreaks und Radrennfahrern ziemlich weit verbreitet. Die Schmerzen kommen ganz allmählich. Am Anfang spüren Sie am Knie nur ein leichtes Ziehen nach dem Joggen. Dann schmerzt das Knie beim Joggen. Beachten Sie dieses Warnsignal Ihres Knies weiterhin nicht, kann es sogar sein, dass Ihr Knie sogar beim normalen Gehen schmerzt. Doch was ist der Grund für Ihre Schmerzen im Knie?

Knie und Hüfte werden durch einen langen Strang aus Bindegewebe verbunden. Dieser Strang unterstützt die Muskeln und stabilisiert das Bein bei sportlichen Aktivitäten. An der Ansatzstelle am Knie fangen Schleimbeutel die hohen Druckbelastungen ab. Wird aber ständig Stress auf die Schleimbeutel und die Knochenhaut ausgeübt, können sie sich entzünden – Folge ist: Jeder Schritt tut weh und an weiteres Training ist gar nicht zu denken!

DAS KÖNNEN SIE SELBST TUN

Pausieren Sie! Wenn Sie Schmerzen haben, ist dies immer ein Warnsignal, dass es dem Körper zu viel ist. Zu viel Belastung, zu viel Training – das bringt auf Dauer keinen Erfolg, sondern langfristige Schäden.

Neben der Trainingspause ist Kühlung der schmerzenden Stelle eine geeignete Maßnahme. Nehmen Sie einfach Eis- oder Kühlelemente, umwickeln Sie sie mit einem Tuch, damit Sie keine Erfrierungen bekommen, und kühlen Sie die Stelle ca. 10–15 Minuten. Wenn Sie das mehrmals am Tag machen, kann es Ihnen schnell besser gehen. Häufig haben Läufer zwar eine gute Beinmuskulatur, aber die Rumpfmuskulatur wurde vernachlässigt. Mit bestimmten Übungen können Sie die die Rumpf- und Hüftmuskulatur stärken, um dem Läuferknie vorzubeugen beziehungsweise die vorhandenen Beschwerden wieder unter Kontrolle zu bekommen. Zur Stärkung der Rumpfmuskulatur können Sie beispielsweise die Bauchmuskulatur mit Sit-ups und die Rückenmuskulatur mit Rumpfheben trainieren. Die Oberschenkel werden Sie gut durch Kniebeugen mit oder ohne Gewichten trainieren. Außerdem sollten Sie vor jedem Training die Muskulatur an der Außenseite des Oberschenkels dehnen. Sind die Beschwerden verschwunden, können Sie wieder mit dem Training beginnen. Aber bitte ganz gemütlich: Fangen Sie mit kleinen Trainingseinheiten wieder an und steigern Sie ganz langsam die Dauer und Intensität, sonst setzt Sie das Läuferknie bald wieder außer Gefecht!

🧰 DAS MACHT DER ARZT

Ihr Arzt kann Ihnen Physiotherapie verordnen. Dort lernen Sie, wie Sie Ihre Muskeln vor dem Laufen dehnen und damit das

Das PECH-Schema

Nach diesem Schema sollten akute Sportverletzungen behandelt werden:

→ **Pause:** Abbruch der sportlichen Tätigkeit, Untersuchung

→ **Eis:** Eiswasser beschaffen (etwa 30 Eiswürfel auf 2 Liter Wasser)

→ **Compression:** Im Liegen Druckverband anlegen (lassen), bei dem ein in Eiswasser getauchter Schwamm auf der betroffenen Stelle mit einer in Eiswasser getauchten Binde umwickelt wird.

→ **Hochlagerung:** Verletztes Körperteil hochlagern.

Läuferknie in Zukunft vermeiden. Teilweise kann auch das Kinesio-Tape helfen. Bei dieser Therapie werden Klebestreifen auf der Haut fixiert, sodass Ihre Muskeln und das Bindegewebe entlastet werden. Haben Sie stark ausgeprägte O-Beine oder andere Fehlstellungen in den Gelenken, können speziell angepasste Einlagen zur Entlastung beitragen. Sind die Schmerzen ganz hartnäckig, kann Ihnen der Arzt Kortison in die entzündete Stelle spritzen und entzündungshemmende Medikamente wie Ibuprofen verschreiben.

Allerdings sind Kortisoninjektionen nie ganz ungefährlich: Wie bei jeder Injektion, besteht die Gefahr, dass durch den Einstich Bakterien mit in das Gelenk eindringen, und zum anderen schädigen häufige Kortisoninjektionen die umliegenden Gewebestrukturen wie z. B. die entzündeten Sehnen. Daher sollten Gelenkinjektionen nur wenige Male vorgenommen werden.

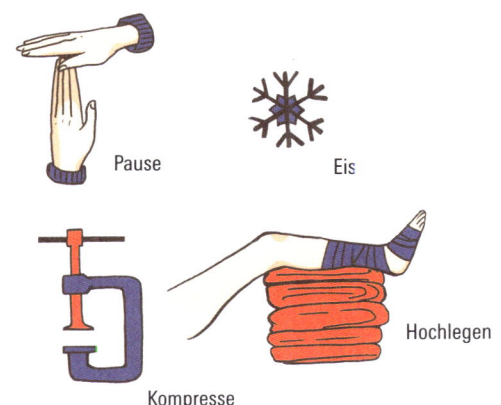

Pause

Eis

Hochlegen

Kompresse

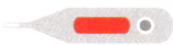

Meniskusriss

Eine unkontrollierte Drehung des Knies und schon kann es Sie erwischt haben. Das Knie schwillt an und schmerzt, irgendetwas ist kaputt. Der Meniskusriss ist eine der häufigsten Sportverletzungen. Der größte Risikofaktor für einen Meniskusriss ist allerdings unser Alter: Die Menisken verlieren mit zunehmendem Alter ihre Elastizität, bekommen im Laufe der Zeit kleine Risse und können dann auch ohne große körperliche Belastung durch eine einzige falsche Bewegung einreißen.

Auch wenn man meistens von „dem Meniskus" spricht: Es gibt in jedem Knie zwei davon, den Innen- und den Außenmeniskus. Der Meniskus ist eine halbmondförmige elastische Knorpelscheibe, die sich zwischen den Gelenkflächen des Ober- und Unterschenkelknochens befindet. Wenn wir unser Kniegelenk bewegen, verschieben sich auch die beiden Menisken zwischen den Gelenkflächen. Sie sorgen so für eine Stabilisierung des Kniegelenks und dienen gleichzeitig als Puffer für eine optimale Druckverteilung zwischen den Gelenkflächen.

Meniskusschäden treten vorwiegend zwischen dem dritten und fünften Lebensjahrzehnt auf. Dabei sind Männer mehr als doppelt so häufig von einem Meniskusschaden betroffen wie Frauen. Es wird vermutet, dass die höhere körperliche Aktivität (Sport, körperliche Arbeit) von Männern für diesen Unterschied verantwortlich ist. Der Innenmeniskus ist deutlich häufiger von einer Verletzung betroffen als der Außenmeniskus.

Stechende Schmerzen, meist auf der Innenseite des Kniegelenkes, knackende und schnappende Geräusche im Knie sind typisch für den Meniskusriss. Damit einhergehen kann eine Schwellung des Knies. Außerdem kann das Knie nicht mehr komplett gebeugt werden und häufig schmerzt das Auftreten. Treppensteigen verursacht bei einem Meniskusschaden besonders heftige Beschwerden. Ist der Meniskusriss beim Sport mit Gegnerkontakt aufgetreten, sind oft das Innen- und Kreuzband mit verletzt.

DAS KÖNNEN SIE SELBST TUN

Ist das Knie angeschwollen, wenden Sie die PECH-Regel (siehe Kasten auf Seite 145) an und schonen Sie das verletzte Knie. Auch wenn es sich am Anfang so anfühlt, als ob Sie auf jeden Fall operiert werden müssten, sollten Sie sich Zeit geben. Ohne einen Arzt wird es aber vermutlich nicht gehen: Suchen Sie einen Orthopäden oder Sportmediziner auf, der mit Ihnen beide Optionen – also Operation und konservative Therapie – durchspricht. Beobachten Sie selber, wie sich die Symptome im Laufe der nächsten sechs bis acht Wochen verändern. Sollten die Schmerzen bleiben und Sie in Ihren Aktivitäten massiv eingeschränkt sein, kann dies ein Hinweis sein, dass für Sie eine Operation sinnvoll ist. Stärken Sie Ihre Ober- und Unterschenkelmuskulatur, sobald Sie wieder trainieren dürfen. Am besten geht das mit kontrollierten Bewegungen an Geräten.

Und: Suchen Sie sich besser für die Zukunft eine gelenkschonende Sportart wie Fahrradfahren und Schwimmen. Ihr Knie wird es Ihnen danken!

DAS MACHT DER ARZT
Zunächst einmal: Nicht jeder Meniskusriss muss operiert werden. Neuen Erkenntnissen zufolge muss sehr differenziert vorgegangen werden. Die Therapieoptionen ergeben sich aus Alter, Schmerzen, Funktionseinschränkung und den Belastungen im Alltag. D. h. ein junger, sportlich sehr aktiver Mensch sollte eher operiert werden als ein Betroffener, der über 50 Jahre ist und im Büro arbeitet, ab und zu wandert und Fahrrad fährt und im Alltag schmerzfrei ist.

Damit man aber in Ruhe entscheiden kann, was zu tun ist, muss die Diagnose „Meniskusriss" vom Arzt gestellt werden. Dazu werden einige körperliche Untersuchungen durchgeführt. Mit der Kernspintomografie (MRT) wird das Ausmaß der Schädigung festgestellt. Danach kann dann die Indikation für die Behandlung mittels Arthroskopie (= Kniegelenkspiegelung) diskutiert werden. Aber: Nichts über das Knie brechen, Geduld zahlt sich hier oft aus! Physiotherapie und gegebenenfalls Lymphdrainage sollten nach einem Meniskusriss immer durchgeführt werden. Das stärkt Ihre das Knie stützende Muskulatur und kann somit eine weitere Schädigung des Knorpels verhindern.

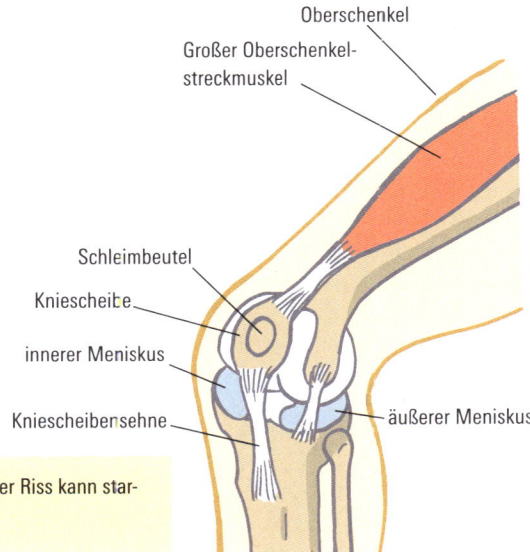

Oberschenkel

Großer Oberschenkel-streckmuskel

Schleimbeutel

Kniescheibe

innerer Meniskus

Kniescheibensehne

äußerer Meniskus

Meniskusriss: Schon ein kleiner Riss kann starke Schmerzen verursachen..

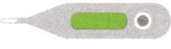

ZU VIEL TRAINIERT

Muskelkater

Einfach mal losrennen. Sie haben etwas Winterspeck angesetzt und haben deswegen beschlossen, endlich mal wieder etwas (mehr) Sport zu treiben. Gedacht, getan. Schnell sind die Laufschuhe geschnürt und einige Runden im Park gedreht. Da lässt der Muskelkater nicht lange auf sich warten. Die Waden sind hart und kraftlos, jeder Schritt tut nach dem ersten Training weh.

Oder aber Sie machen Urlaub in den Bergen: Besonders nach langen Wandertouren, die Sie bergabwärts führen, besteht akute Muskelkatergefahr. Der Muskelkater tritt einen Tag nach der körperlichen Belastung auf und kann Sie eine Woche lang begleiten.

Wenn jemand nach der Ursache des Muskelkaters fragt, wird meistens spontan die Antwort: „Das kommt doch von der Milchsäure" (die besonders bei hohen körperlichen Belastungen in großer Menge produziert wird) gegeben. Diese weitverbreitete Meinung beruht auf einer vor vielen Jahrzehnten aufgestellten Vermutung, die aber nie bewiesen wurde und die, wie man heute weiß, ausgesprochen unwahrscheinlich ist.

Wenn wir unsere Muskeln ungewohnten Belastungen oder neuen Bewegungsmustern aussetzen, kommt es, wie man heute durch elektronenmikroskopische Untersuchungen weiß, zu kleinen Einrissen in den Muskelfasern bzw. -fibrillen. Unser Körper versucht die Überlastungsschäden nach dem Training schnell wieder zu beheben. Die damit einhergehende Entzündungsreaktion verursacht den Muskelschmerz – der Muskel ist also nicht „übersäuert", sondern leicht entzündet – dies lässt uns unsere Muskeln spüren.

 DAS KÖNNEN SIE SELBST TUN
Die schlechte Nachricht zuerst: Ein Wundermittel gegen Muskelkater gibt es nicht. Auch das vielbeschworene Dehnen und Aufwärmen schützt nicht vor Muskelkater, ist aber dennoch vor sportlicher Belastung sinnvoll, um Muskelzerrungen und Muskelfaserrissen vorzubeugen.

Den Muskelkater können Sie nur verhindern, indem Sie Ihre körperliche Belastung langsam steigern. Nach einer langen Trainingspause ist es sinnvoll, mit kurzen Trainingszeiten und -intensitäten zu beginnen. Lieber zum (Wieder-)Einstieg eine kurze lockere Runde durch den Park joggen als sofort eine lange Strecke in Angriff nehmen und dann frustriert durch die Schmerzen gar nicht mehr laufen. Zum Urlaubsbeginn ein paar lo-

Anfangen geht immer

Nie zu spät: Die Ausrede „Jetzt ist es eh zu spät", um mit dem Sport zu beginnen, haben uns britische Forscher genommen. Nach ihrer Studie lohnt es sich offensichtlich in jedem Alter, mit Sport zu beginnen. Die Ergebnisse der britischen Untersuchungen zeigen, dass sich für Menschen, die erst in ihren 60er Jahren mit regelmäßiger Bewegung anfangen, dennoch die Chance auf gesundes Altern um das Dreifache erhöht. Wer sein Leben lang Sport treibt, steigert diese Chance womöglich um das Siebenfache, so die Wissenschaftler. Für die Studie im British Journal of Sports Medicine wurden 3 500 gesunde, durchschnittlich 64 Jahre alte Briten über acht Jahre hinweg begleitet.

Gesundes Altern bedeutet körperliche, geistige und mentale Fitness ohne schlimme, chronische Krankheiten.

Tipp: Bewegen Sie sich mindestens 2,5 Stunden pro Woche. Suchen Sie sich eine Aktivität, die Ihnen Spaß macht. Als Sport für Ältere bieten sich leichte Fitness, Schwimmen, Walken und Golf an. Ähnliche Effekte haben Gartenarbeit, Tanzen und lange Spaziergänge.

ckere Wanderungen zum Einstieg, bevor es auf die großen Touren geht.

Erfahrungsgemäß hilft es, nach der Belastung in die Sauna zu gehen oder warme Umschläge zu machen. Die schmerzende Muskulatur sollte allerdings nicht massiert werden, da dadurch die Regenerationsvorgänge eher gestört werden als gefördert.

Auch bei einem Muskelkater müssen Sie mit dem Training nicht pausieren. Lockere Belastungen können sogar helfen, den Muskelkater nicht so stark zu spüren. Die Intensität des Trainings sollte aber auf jeden Fall sehr niedrig sein.

Worauf Sie bei einem Muskelkater getrost verzichten können, sind Proteinshakes und Nahrungsergänzungsmittel. Auch Magnesiumtabletten helfen hier nicht, weder zur Vorbeugung noch zur schnelleren Genesung.

 DAS MACHT DER ARZT
Mit einem ganz gewöhnlichen Muskelkater müssen Sie nicht zum Arzt gehen. Ein Muskelkater ist nicht schädlich und auch nicht gefährlich.

Sollten Sie die Beschwerden allerdings länger als zehn Tage bemerken, sollte geklärt werden, ob Sie sich bei der sportlichen Überbelastung nicht doch etwas ernsthaft verletzt haben. Am häufigsten sind Muskelfaserrisse und Muskelzerrungen. Aber auch eine Sehnenreizung und eine Muskelentzündung sind möglich.

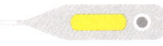
Rücken- und Nackenschmerzen

Knochen, Muskeln und Gelenke

Wer kennt ihn nicht, den unbarmherzigen Hexenschuss. Starke Schmerzen im Rücken machen jede Bewegung zur Qual, keine Position ist angenehm, alleine an- und ausziehen ist fast nicht machbar und jede Therapie wäre Ihnen recht, um die Schmerzen sofort loszuwerden. Unser Bewegungssystem und dabei auch der Rücken beziehungsweise die Lendenwirbelsäule sind für einen sitzenden Lebensstil nicht gemacht. Die Wirbelsäule muss eine Menge tragen und aushalten und früher oder später erwischt es fast jeden – der Rücken schmerzt. Dabei haben die Rücken- und Nackenschmerzen verschiedene Ursachen: Häufig sind es muskuläre Verspannungen, die die Schmerzen verursachen, bei anderen können die Nervenwurzeln durch Fehlbelastungen gereizt sein. Der Schmerz strahlt dann in Po und Bein aus. Der „richtige" Bandscheibenvorfall (Prolaps), also die Situation, in der die Bandscheibe, die zwischen den Wirbelkörpern liegt, reißt und der Gallertkern ausfließt und dann auf die Nerven drückt, ist relativ selten. Bei muskulären Verspannungen und Verhärtungen im Nackenbereich sind Kopfschmerzen, besonders ausgehend vom Hinterkopf, und Schwindel häufige Symptome. Sollten Sie Schreibtischtäter sein, so ist gerade die Bildschirmarbeit und die damit verbundene starre Kopfhaltung Auslöser für Nackenschmerzen. Rückenschmerzen können durch ungewohnte körperliche Arbeit – Umzug, Gartenarbeit, lange Autofahrten – ausgelöst werden. Der klassische Bandscheibenvorfall ist häufig Resultat langjähriger schwerer körperlicher Belastungen und verursacht, wenn er in der Halswirbelsäule vorkommt, eher Schmerzen im Arm als im Nacken, und wenn er im Lendenwirbelsäulenbereich vorkommt, eher Schmerzen in Gesäß und Beinen als im Rücken selber.

Auch wenn Sie am Anfang denken, dass der Schmerz nicht auszuhalten ist, nehmen die Schmerzen bei entsprechender Schonung schnell wieder ab und nach einer Woche haben Sie die Qualen schon wieder vergessen.

DAS KÖNNEN SIE SELBST TUN

Wenn Sie die Ursache selber kennen – Bildschirmarbeit, Gartenarbeit, langes Stillsitzen, Auskühlen nach dem Sport, ruckhaftes Verdrehen oder übertriebener sportlicher Ehrgeiz –, können Sie Ihre Schmerzen erst einmal selber behandeln.

Gegen die Schmerzen hilft Ibuprofen. Die Verspannungen werden mit Wärme gelockert:

Wärmepflaster, Körnerkissen oder Rotlicht tun hier gute Dienste. Meistens schon am zweiten oder dritten Tag tritt eine deutliche Besserung Ihrer Beschwerden ein.

Sollten die Beschwerden in regelmäßigen Abständen auftreten, müssen Sie überlegen, was die Ursache sein könnte: Sitzen Sie entspannt vor dem Bildschirm am Arbeitsplatz? Ist Ihr Autositz richtig eingestellt? Ist Ihre Matratze noch okay? Betreiben Sie die richtige (rückenschonende) Sportart?

„Eine Last auf der Schulter tragen", „Jeder hat sein Päckchen zu tragen", „Sich den Buckel krumm arbeiten" – sicher kennen Sie diese Redewendungen. Richtig ist, dass starke seelische Belastungen Schmerzen im Rücken- und Nackenbereich auslösen oder verstärken können. Häufige Rückenschmerzen können also ein Hinweis sein, dass Sie sich chronisch überfordern. Gönnen Sie sich Ruhe und Entspannung. Yoga, progressive Muskelentspannung und autogenes Training können Ihnen helfen, „mal runterzukommen" und wieder lockerer durchs Leben zu gehen.

Haben Sie Kribbeln in den Armen oder Beinen oder dort ein pelziges Gefühl oder sogar schon Lähmungserscheinungen, das heißt, Sie können die entsprechende Extremität nur noch eingeschränkt bewegen, müssen Sie zum Arzt. Diese Symptome deuten auf einen Bandscheibenvorfall hin und müssen mit weiteren Untersuchungen geklärt werden.

DAS MACHT DER ARZT

Bei einem Bandscheibenvorfall kann zur Entlastung der Nerven manchmal, nach Abwägung aller Vor- und Nachteile, eine Operation notwendig werden. Der Großteil der Nacken- und Rückenschmerzen kommt aber von muskulären Verspannungen. Zu Beginn sind die Schmerzen oft sehr stark und Ihr Arzt wird Ihnen Schmerzmittel verschreiben, beispielsweise Ibuprofen. Bei ganz argen Schmerzen sind sogar Opioide (künstlich hergestellte starke Schmerzmittel) notwendig. Schmerzen müssen entgegen mancher Vorstellung nicht ertragen werden, dadurch wird die Heilung eher verzögert. Außerdem wird Ihnen Ihr Arzt Physiotherapie verordnen. Physiotherapie und Massage helfen, die muskulären Verspannungen und Verhärtungen zu lösen. Darüber hinaus werden Sie einige Tage zu Hause bleiben müssen, damit Sie die Muskulatur entlasten können.

Spritzen gegen Rückenschmerzen helfen, obwohl dieses Vorurteil noch weit verbreitet ist, nicht besser als Tabletten. Außerdem bergen Spritzen, auch wenn das Risiko gering ist, die Gefahr einer Infektion des Gewebes. Im schlimmsten Fall breiten sich dann die Bakterien an der Einstichstelle aus (Abszess) und Sie müssen deswegen operiert werden.

Auch „Einrenken" fällt in den beliebten Bereich von „Wunderheilung" – einmal kräftig ziehen, „Knacken" und schon sind die Schmerzen verschwunden. Einrenken bedeu-

Immer in Bewegung bleiben

Schonen, nicht schlafen: Bettruhe ist keine geeignete Therapie bei Rückenschmerzen. Sie sollten auf jeden Fall in Bewegung bleiben, nur etwas vorsichtiger als sonst.

Die richtige Sportart: Zu viel Aktivität, die Ihren Rücken stark fordert (Golf, Tennis) kann Ihre Rückenprobleme verstärken, aber gar keine Bewegung ist sicher die schlechtere Lösung, nicht nur für Ihren Rücken. Suchen Sie eine Sportart/Bewegung, die Ihnen Spaß macht, und stärken Sie damit Ihre Muskulatur.

Turnen: Machen Sie nach dem Aufstehen ein paar Übungen, die Ihnen der Physiotherapeut gezeigt hat. Es genügen einige Minuten jeden Tag und Ihr Rücken wird mit der Zeit deutlich weniger anfällig.

tet eine starke mechanische Belastung für alle Strukturen – also Wirbelkörper, Bänder, Nerven – und kann in schlimmen Fällen sogar zu Verletzungen führen. Massage und Physiotherapie sind die sanftere und sicherere Therapie. Auch damit wird der blockierte Wirbel wieder an die richtige Stelle befördert.

Achtung: Muskuläre Verspannungen im Brustwirbelbereich strahlen häufig nach vorne in die Brust aus und können Symptome, die einem Herzinfarkt ähneln, produzieren. Haben Sie Schmerzen in der linken Brust, sollten Sie dies immer von Ihrem Arzt klären lassen. Schon manch ein Patient hielt seine Brustschmerzen für Verspannungen und sicher auch andersherum. Aber in diesem Fall ist es besser, einmal zu viel zu kontrollieren als einen Infarkt zu verschleppen.

Auch bei der Suche nach der Ursache für chronische Kopfschmerzen sollten muskuläre Verspannungen im Nackenbereich in Betracht gezogen werden. Manch ein Patient ist seine Kopfschmerzen los, wenn die Verspannungen im Nackenbereich gelockert werden.

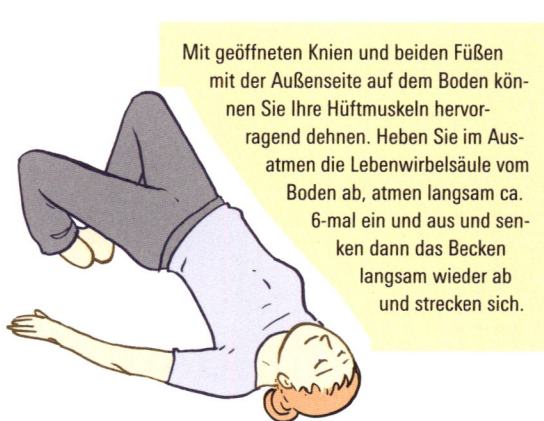

Mit geöffneten Knien und beiden Füßen mit der Außenseite auf dem Boden können Sie Ihre Hüftmuskeln hervorragend dehnen. Heben Sie im Ausatmen die Lebenwirbelsäule vom Boden ab, atmen langsam ca. 6-mal ein und aus und senken dann das Becken langsam wieder ab und strecken sich.

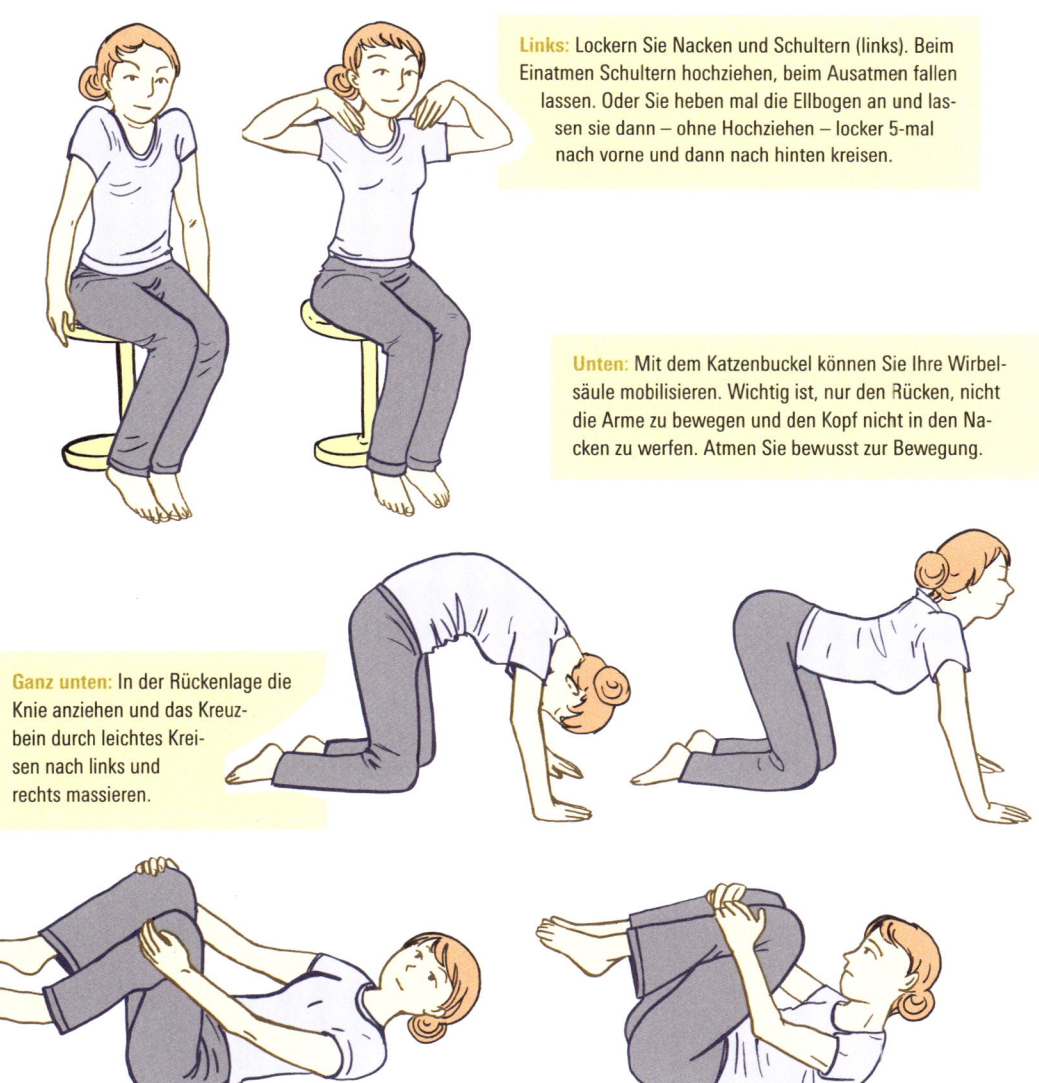

Links: Lockern Sie Nacken und Schultern (links). Beim Einatmen Schultern hochziehen, beim Ausatmen fallen lassen. Oder Sie heben mal die Ellbogen an und lassen sie dann – ohne Hochziehen – locker 5-mal nach vorne und dann nach hinten kreisen.

Unten: Mit dem Katzenbuckel können Sie Ihre Wirbelsäule mobilisieren. Wichtig ist, nur den Rücken, nicht die Arme zu bewegen und den Kopf nicht in den Nacken zu werfen. Atmen Sie bewusst zur Bewegung.

Ganz unten: In der Rückenlage die Knie anziehen und das Kreuzbein durch leichtes Kreisen nach links und rechts massieren.

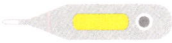

Tennis- und Golferellenbogen

Knochen, Muskeln und Gelenke

Ihre sonst so einmalige Vorhand schmerzt plötzlich, jeder Aufschlag tut weh. Ihr Ellenbogengelenk macht die Lust zur Qual. Nicht nur beim Schwingen des Schlägers schmerzt es, sondern auch das Tragen schwerer Einkaufstaschen wird mittlerweile eine schmerzhafte Angelegenheit für Sie. Ihre Sehnen und die Knochenhaut am Ellenbogengelenk sind durch die Überbelastung beim Sport so überreizt, dass jede weitere Belastung schmerzt und die Schmerzen verschlimmert. Im schlimmsten Fall sind Sie nicht einmal mehr in der Lage, ein Marmeladenglas aufzuschrauben oder anderen die Hand zu schütteln. Aber nicht nur Überlastungen im Sport können die sogenannte Epikondylitis, also die Reizung der Knochenhaut am Ellenbogengelenk, auslösen. Wesentlich häufiger wird der „Tennisellenbogen" durch andere Tätigkeiten ausgelöst. Arbeiten Sie im Büro am Computer, so bekommen Sie bei Überlastung den Mausarm.

Alle eintönigen Bewegungen mit dem Ellenbogengelenk bedeuten Dauerstress für Sehnen und Knochenhaut. Irgendwann ist es dann so weit und jede Bewegung, besonders Drehbewegungen im Ellenbogengelenk, ist ohne Schmerzen kaum noch möglich. Handwerker, die ständig dieselbe Bewegung machen müssen, z. B. Schrauben andrehen, oder Fließbandarbeiter sind genauso gefährdet wie Büroangestellte, die nur die Maus hin und her bewegen.

DAS KÖNNEN SIE SELBST TUN

Zur Vorbeugung lässt sich vor allem ein Satz merken: Vermeiden Sie monotone Bewegungsabläufe. Wenn Sie einen Computerarbeitsplatz haben, sollten Sie darauf achten, dass Sie mal die „Maushand" wechseln. Schaffen Sie sich eine Computertastatur und Maus an, die ergonomisch geformt sind. Probieren Sie vor dem Kauf, ob die Ausstattung für Sie gut zu handhaben ist. Handwerker sollten, soweit möglich, elektrische Hilfsmittel einsetzen und wenn es geht, häufiger den Arm wechseln.

Haben Sie sich die Schmerzen beim Sport zugezogen, sollten Sie Ihre Technik überprüfen. Häufig ist ein falscher Schwung, eine falsche Schlagtechnik Auslöser für den Schmerz. Lassen Sie Ihre Technik von einem Trainer überprüfen – auch eine Umstellung der Schlagtechnik oder des Schlägers kann hilfreich sein. Haben Sie bereits einen Tennisarm, so hilft Schonung. Außerdem sollten

Sie die schmerzende Stelle konsequent kühlen. Zusätzlich ist es wichtig, dass Sie regelmäßig Dehnübungen machen. Die können Sie bei einer vom Arzt verschriebenen Physiotherapie erlernen. Es ist mühsam, sich an die einzelnen Schritte zu halten, aber nur so können Sie verhindern, dass der Tennisarm immer wieder auftritt.

 DAS MACHT DER ARZT
Die Epikondylitis ist eine chronische Erkrankung und bis sie wieder vollständig geheilt ist, können einige Wochen verstreichen. Werden die Schmerzen trotz Schonung nicht besser, kann Ihnen der Arzt eine sogenannte Epikondylitis-Spange verschreiben. Zusätzlich dazu kann er Ihnen eine Verschreibung für Physiotherapie geben. Der Physiotherapeut dehnt und massiert die überlasteten Stellen. Außerdem kann er Kälte und Wärme anwenden. Er zeigt Ihnen auch Übungen, die Sie selbst durchführen können. Die Einnahme von Ibuprofen und anderen schmerz- und entzündungshemmenden Medikamenten kann die Heilung beschleunigen. Zur akuten Linderung kann Ihnen Ihr Arzt in die schmerzhaften Stellen nur dort wirkende Schmerzmittel und gegebenenfalls Kortison injizieren – das macht es für Sie einfacher, bestimmte Bewegungen wieder schmerzfrei durchzuführen.

In ganz seltenen Fällen kann eine Operation notwendig werden, um die chronischen Schmerzen zu lindern.

Ein Wort zu ...
Sportverletzungen

Na klar, wenn etwas kaputt ist, muss man es reparieren. Hört sich logisch an, ist aber in Bezug auf den eigenen Körper nicht immer richtig. Nehmen wir beispielsweise einen Kreuzbandriss. Wenn Sie jung und sportlich sind – womöglich Profifußballer werden wollen –, muss ein Kreuzbandriss geflickt, heißt operiert werden. Ansonsten werden Sie Ihr Knie nicht mehr ausreichend belasten können und die Sportlerkarriere ist beendet. Ganz anders kann es aussehen, wenn Sie über 50 Jahre sind, einen Bürojob haben und zweimal wöchentlich Rad fahren. Ob da eine Operation mit Reha und den immer möglichen Komplikationen nötig und sinnvoll ist, muss gut abgewogen werden. Eindeutiger ist es, egal wie alt und wie aktiv Sie sind, wenn Sie ständig Beschwerden haben. Da kann eine Operation helfen. Am Anfang schmerzt fast alles und man möchte sofort Hilfe. Die Bereitschaft für eine Operation ist hoch. Lassen Sie sich, wenn es ärztlich vertretbar ist, vier bis acht Wochen Zeit, um die Beschwerden besser einschätzen zu können. Meist ist dann immer noch Zeit für eine Operation. Übrigens: Die Studienlage für oder gegen Operationen beim Kreuzbandriss ist relativ dürftig.

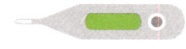

DER K(R)AMPF MIT DER WADE
Wadenkrämpfe

Knochen, Muskeln und Gelenke

Sie kommen ohne Vorwarnung und sind eine Pein, die Ihnen den Schlaf raubt. Nächtliche Wadenkrämpfe sind häufige Ruhestörer in deutschen Betten. Die Ursache ist nicht ganz klar. Einmal wird Magnesiummangel dafür verantwortlich gemacht, ein andermal werden Flüssigkeitsmangel oder übermäßige Belastung der Muskulatur schuldig gesprochen. Die genaue Ursache ist also nicht bekannt.

DAS KÖNNEN SIE SELBST TUN
Wenn der Muskel krampft, hilft es Ihnen, ihn zu dehnen und den Gegenspieler anzuspannen. Also bei Krämpfen in der Wade sollten Sie die Fußspitze anziehen. Gesichert ist, wer häufig unter nächtlichen Wadenkrämpfen leidet, dem hilft das Dehnen der betroffenen Muskulatur. Wenn Sie also die nächtlichen Wadenkrämpfe loswerden wollen, sollten Sie tagsüber mehrfach die Wadenmuskulatur dehnen. Der Erfolg stellt sich mit der Zeit ein, dann aber auch nachhaltig.

Auch sollten Sie bei häufigen Muskelkrämpfen Ihre Trinkmenge kontrollieren. Zwei Liter sollten es täglich schon sein, soweit nicht eine festgestellte Herzinsuffizienz dagegen spricht. Gerade im Alter wird diese Trinkmenge nicht eingehalten und verstärkt die Tendenz zu nächtlichen Krämpfen. Das vielbeschworene Magnesium zeigt nur Plazebowirkung, wirkt also nicht besser als ein Mittel ohne Wirkstoff. Das Gute an Magnesium ist: Sie können grundsätzlich nichts damit falsch machen. Wenn Sie zu viel aufnehmen, wird dies bei gesunden Menschen über die Niere ausgeschieden. Schwangere, die häufig unter Wadenkrämpfen leiden, können möglicherweise von der Magnesiumtablette profitieren.

Außerdem kann die Veränderung Ihrer Schlafposition Ihnen helfen, Wadenkrämpfe zu vermeiden. Wer auf dem Bauch schläft, überstreckt häufig die Füße in die sogenannte „Spitzfußstellung". Ein Positionswechsel hilft, wenigstens diesen Auslöser zu vermeiden.

DAS MACHT DER ARZT
Direkte Hilfe gibt es leider auch beim Arzt nicht. Er wird abklären, ob Sie nicht unter Erkrankungen der Niere leiden. Möchten Sie Medikamente mit Chininsulfat einnehmen, sollten Sie die Einnahme mit Ihrem Arzt besprechen. Denn: Chininsulfat hilft tatsächlich ein wenig gegen Krämpfe, kann aber schwerwiegende Nebenwirkungen wie Herzrhythmusstörungen verursachen.

Ein Wort zu …
körperlicher Betätigung

10 000 Schritte täglich sollten doch zu schaffen sein. 10 000 Schritte sind etwa fünf bis acht Kilometer. Wer dieses Pensum täglich absolviert, leistet einen wesentlichen Beitrag für seine Gesundheit. Eigentlich weiß jeder, dass unsere bewegungsarme Lebensweise viele Krankheiten verursachen oder verschlimmern kann. Nicht umsonst leiden immer mehr Menschen an Übergewicht, Diabetes, Bluthochdruck und Rückenschmerzen. 3 mal 30 Minuten moderate Bewegungen, d. h. Nordic Walking, Radfahren, Joggen bei gemütlichem Tempo oder eben täglich 10 000 Schritte, sind ausreichend, um diese Erkrankungen zu vermeiden. Dabei ist es wichtig, dass diese Aktivitäten zur Gewohnheit werden, dass sie in den Alltag integriert werden. Der tägliche Weg zur Arbeit kann häufig mit dem Fahrrad erledigt werden, die Joggingrunde kann abends nach der Arbeit für Entspannung sorgen oder statt eines Kaffeeklatsches verabredet man sich zum gemeinsamen Nordic Walking.

Aber Vorsicht: Wenn Sie wieder mit körperlicher Aktivität nach langer Pause beginnen, sollten Sie Ihr Pensum langsam steigern. Lieber zu Beginn 3 x 10 Minuten schnelles Gehen, als 3 x 30 Minuten Joggen mit anschließenden Schmerzen und Frustration. Auch die täglichen 10 000 Schritte sind eine gute Möglichkeit sich fit zu halten oder zu werden und das ungeliebte Hüftgold etwas schmelzen zu lassen. Am besten kontrollieren Sie Ihre Schrittzahl mit einem Schrittzähler. Am Anfang sind Sie sicher erschrocken, wie wenig Bewegung ergo Schritte Sie wirklich machen. Haben Sie eine hauptsächliche sitzende Tätigkeit, so sind über 2 000 Schritte eher selten – Briefträger kommen als einzige Berufsgruppe über 10 000 Schritte. Lassen Sie sich nicht entmutigen – schauen Sie, wo Sie mehr Bewegung einbauen können: Treppen statt Aufzug, den Einkauf um die Ecke können Sie auch zu Fuß statt mit dem Auto erledigen, gehen Sie lieber zu den Kollegen ins Büro, als anzurufen und ein abendlicher Spaziergang mit Ihrem Partner erhöht nicht nur Ihre Schrittzahl – während körperlicher Bewegung ist auch die Kommunikation angeregter. Ein halbstündiger Spaziergang bringt – je nach Geschwindigkeit – 3 000 bis 5 000 Schritte So kommen Sie nach und nach dem Ziel der 10 000 Schritte näher und merken, dass Sie sich insgesamt fitter und leistungsfähiger fühlen – und das ganz ohne Leistungsdruck und teure Ausrüstung.

Gute Besserung

Bewährte Hausmittel

Hausmittel sind ein umstrittenes Thema. Wissenschaftlich ist Ihnen nicht beizukommen – wer sollten schon eine Studie zu Quarkwickeln und Co. machen? Viele Hausmittel werden schon seit vielen Jahrzehnten eingesetzt und die meisten sind ohne ernsthafte Nebenwirkungen, sonst hätten sie sich nicht so lange gehalten. Auch wenn sie vielleicht nach dem Prinzip wirken „Der Glaube versetzt Berge", ist das in diesem Fall – fast kostenlos – nicht das schlechteste Wirkprinzip. Also, solange Sie das Gefühl haben, die Dampfinhalation helfe Ihnen, ist es ziemlich egal, ob diese an weiteren 100 000 Personen getestet und für gut befunden wurde. Es geht schließlich um Ihr Gefühl!

DAMPFINHALATION
Bei verstopfter Nase und Husten
Heißes Wasser in eine Schüssel und dann den Kopf unters Handtuch und tief einatmen. Vorsicht: Nicht zu nah heran, um Verbrühungen zu vermeiden. Zweimal täglich ca. 10 Minuten inhalieren und schon löst sich der Schleim in Nase und Bronchien. Sie sollten keine ätherischen Öle oder Kamille zusetzen, da diese die Schleimhäute austrocknen oder auch allergische Reaktionen auslösen können.

ROTLICHTLAMPE
Bei Nasennebenhöhlenentzündung
Mit dem Infrarotlicht sollten Sie zweimal täglich die entzündeten Nasennebenhöhlen bestrahlen. Das fördert die Schleimverflüssigung und erleichtert den Abfluss des Sekrets.

NASENDUSCHEN
Bei Nasennebenhöhlenentzündungen und Allergien
Nasenduschen können helfen, allergieauslösende Pollen aus der Nase zu spülen und damit die unangenehme Schleimproduktion einzudämmen. Bei einer Entzündung der Nebenhöhlen können Nasenduschen helfen, dass festsitzende Sekret zu verflüssigen.

WÄRMFLASCHE UND CO.
Bei Verspannungen wie z. B. Rücken- oder Nackenschmerzen und Bauchschmerzen
Egal ob Sie ein elektrisches Wärmekissen, ein Kirschkernkissen oder die altbewährte Wärmflasche nehmen. Wärme hilft gut bei Verspannungen. Vorsicht vor Verbrennungen! Wärmflasche nie direkt auf die Haut legen!

WARME UMSCHLÄGE
Bei Bauchschmerzen, Menstruationsbeschwerden
Prinzipiell ähnlich wie die Wärmflasche, wirkt

aber durch die Feuchtigkeit noch etwas tiefer im Gewebe. Etwas angenehmere Wärmeabgabe.

KALTE UMSCHLÄGE
Bei Fieber (ab 38,5 °C)

Kalte Wadenwickel kannte schon Großmutter und sind heute noch genauso sinnvoll und wirkungsvoll, um das Fieber zu senken. Nehmen Sie einfach ein Handtuch getränkt mit lauwarmem – nicht eiskaltem! – Wasser, wringen Sie es aus und wickeln es um die Wade, ein schützendes, trockenes Tuch darum schlagen. Wickel ca. 10 Minuten wirken lassen, dann erneuern. Prozedur mehrfach wiederholen und dabei immer mal wieder die Körpertemperatur messen.

Kalte Halswickel können die Beschwerden bei einer Halsentzündung lindern.

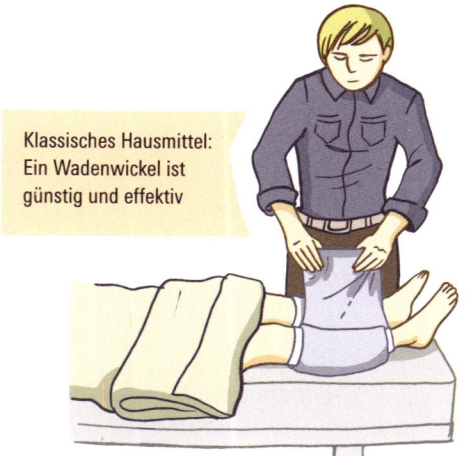

Klassisches Hausmittel: Ein Wadenwickel ist günstig und effektiv

KÜHLPACKUNG
Bei Schwellungen und Entzündungen

Wichtiger Baustein beim PECH-Schema nach Sportverletzungen (siehe S. 145). Kühlpackung immer mit Handtuch umwickeln bevor es auf die Haut gelegt wird – ansonsten besteht die Gefahr von Erfrierungen. Ca. 10 Minuten kühlen, dann Pause. Genauso gut gehen auch – wenn keine Kühlpackungen verfügbar sind – andere Dinge aus dem Gefrierfach, z. B. tiefgefrorene Erbsen.

QUARKWICKEL
Bei Entzündungen und Sonnenbrand

Zugegeben, die Therapie aus dem Kühlregal ist etwas ungewöhnlich, kann aber bei Brustdrüsenentzündungen – gerade in der Stillzeit – und bei Entzündungen und Schwellungen der Gelenke sehr gut helfen. Der Vorteil: Außer vielleicht quarkverschmierter Kleidung sind keine Nebenwirkungen bekannt. Der Quark wird direkt auf die Haut aufgetragen und dann mit einem Tuch abgedeckt. Das Tuch kann gut mit einer Mullbinde fixiert werden. Ca. 20 Minuten einwirken lassen. Kann mehrfach am Tag wiederholt werden.

GURGELN
Bei Halsentzündungen

Gurgeln mit Salbei- oder Arnikatee hilft dem Hals. Gurgeln Sie drei- bis viermal täglich mit dem Sud. Auch Gurgeln mit Salzlösungen kann bei Entzündungen im Rachen helfen.

DAS GEHÖRT IN DEN ARZNEISCHRANK

Haus- und Reiseapotheke

Checkliste Hausapotheke

☐ Schmerz- und Erkältungsmittel

☐ Fiebersenkende Medikamente

☐ Mittel gegen Verdauungsbeschwerden

☐ Wunddesinfektionsmittel und Heilsalbe

☐ sterile Kompressen und Mullbinden

☐ Notfall-Rufnummern auf großem Zettel

☐ Pflaster

☐ Erste-Hilfe-Anleitung

☐ Mittel gegen Insektenstiche, Sonnenbrand, Juckreiz

☐ Verbandpäckchen und Brandwundenverbandpäckchen

☐ Heftpflaster, Verbandklammern, Sicherheitsnadeln

☐ Splitterpinzette, Verbandschere

☐ Fieberthermometer (quecksilberfrei)

☐ Kühl-Packungen (im Eisfach aufbewahren)

☐ Einmalhandschuhe

☐ Zeckenzange

☐ Dreieckstuch

☐ Ggf. Notfall-Set bei Vergiftungen (S. 25)

Mindestens einmal im Jahr sollten Sie Medikamente und Verbandmaterial kontrollieren und ggf. auffüllen. Die Hausapotheke kindersicher an einem trockenen Ort aufbewahren, beispielsweise auf dem Schlafzimmerschrank.

Checkliste Reiseapotheke

Basis: Das sollten Sie immer einpacken.

☐ Arzneimittel, die Sie regelmäßig verwenden – am besten doppelt so viel, wie Sie voraussichtlich brauchen.

☐ Mittel gegen Fieber und Schmerzen

☐ Desinfektionsmittel (Povidon-Jod, z. B. Betaisodona)

☐ Sonnenschutz, -hut, -brille

☐ Mücken-/Zeckenschutzmittel

☐ Fieberthermometer (quecksilberfrei)

☐ Pinzette, die sich zum Entfernen von Splittern und Zecken eignet

Heftpflaster zum Selbstausschneiden oder in verschiedenen Größen

☐ Elastische Binden und Mullbinden

☐ Klammern oder Rollenpflaster, um die Verbände zu fixieren

☐ Dreieckstuch

☐ Kleine Schere

Extras: Das Folgende sollten Sie je nach Reiseland, Aktivitäten und persönlicher Krankheitsanfälligkeit einpacken.

☐ Mittel gegen Durchfall

☐ Pulver mit Elektrolyten

☐ Schnupfenmittel, wie Nasenspray

☐ Mittel bei Sonnenbrand

☐ Mittel gegen Übelkeit, besonders bei Reisekrankheit

☐ Mittel bei Verstopfung

☐ Mittel gegen Sodbrennen

☐ Mittel gegen Allergien

☐ Ohrenstöpsel

☐ Mittel zur Wasserdesinfektion, vor allem in den Tropen und Subtropen

☐ Moskitonetz speziell im Malariagebiet

☐ Malariaprophylaxe nach Rücksprache mit dem Arzt, Apotheker oder der Fachberatung z. B. durch das Tropeninstitut

☐ Ggf. Thromboseprophylaxe bei langen Flügen und erhöhtem Thromboserisiko. Besprechen Sie dies mit Ihrem Arzt.

Ein guter Schutz gegen viele Infektionen ist die Impfung. Lassen Sie daher Ihren Impfschutz regelmäßig von Ihrem Hausarzt überprüfen und frischen Sie den Impfschutz auf.

Wenn Sie exotische Länder bereisen, benötigen Sie nicht selten zusätzliche Impfungen. Erkundigen Sie sich frühzeitig beim Reiseveranstalter oder z. B. auf www.crm.de, welche Impfungen notwendig sind, damit genügend Zeit zum Aufbau des Impfschutzes besteht.

Haben Sie Diabetes und behandeln diesen mit Insulin, sollten Sie sich – gerade bei Flugreisen – eine Bescheinigung darüber beim Arzt holen, damit Sie die Grenzkontrollen ohne Probleme passieren können. Es gibt dazu Vordrucke im Internet: www.diabetesde.org/gesund_leben/reisen/

ALLGEMEINE HINWEISE:
Bewahren Sie Ihre Medikamente in der Originalverpackung und mit Beipackzettel auf. So haben Sie stets alle wichtigen Informationen zu den Arzneimitteln parat, Verwechslungen sind ausgeschlossen.

Hausmittel und Hausapotheke

Auswahl an guten Medikamenten für die Haus- und Reiseapotheke

BEI SCHMERZEN UND FIEBER

Bei Schmerzen und Fieber eignen sich Ibuprofen und Parazetamol auch bei Kindern, Stillenden, Schwangeren (Ibuprofen nicht im letzten Drittel). Für Kinder ist Saft besonders gut dosierbar.

Tipp: Schmerzmittel sollten Sie nur zurückhaltend, kurz und laut Dosierempfehlung verwenden. Sonst drohen gefährliche Nebenwirkungen.

BEI SCHÜRFWUNDEN

Kleine Verletzungen, vor allem Schürfwunden, und die umgebende Haut sollten sofort desinfiziert werden. Das tötet Bakterien, Pilze und Viren, die sonst leicht Entzündungen hervorrufen. Präparate mit Povidon-Jod oder Phenoxyethanol/Octenidin brennen nicht so stark – gut für Kinder. Povidon-Jod sollte aber nicht bei Säuglingen unter sechs Monaten zum Einsatz kommen – und ebenso wenig bei Schwangeren, Stillenden und Menschen mit Schilddrüsenüberfunktion.

Tipp: Unabhängig vom Mittel sollte eine einmalige Desinfektion genügen. Entzündet sich die Wunde, müssen Sie zum Arzt.

BEI DURCHFALL

Durchfall gilt als Urlaubsvermieser Nr. 1: ungewohnte Speisen und Gewürze sind eine Herausforderung für den Darm. Aber auch Keime gedeihen in den Tropen und Subtropen besser und können die Darmmisere auslösen. Wichtigste Maßnahme, vor allem bei Kindern, Wasser und Salze ersetzen. Dazu eignen sich Elektrolytmischungen zum Auflösen. Bei schwerem, krampfartigem Durchfall können Präparate mit Loperamid zum Einsatz kommen. Sie stellen den Darm ruhig, wirken aber nicht gegen die Durchfallursache. Kinder unter zwei Jahren dürfen sie nicht bekommen. Auch Schwangere und Stillende sollten sie weglassen.

BEI SCHNUPFEN

Kaum vorstellbar, aber Schnupfen ist im Sommerurlaub leider keine Seltenheit – oft als Preis für klimatisierte Räume. Dagegen helfen Nasensprays oder -tropfen mit dem abschwellenden Wirkstoff Xylometazolin, am besten ohne Konservierungsmittel. Aber bitte nicht länger als fünf bis sieben Tage anwenden! Andernfalls gewöhnt sich die Nasenschleimhaut daran und schwillt beim Absetzen der Mittel wieder an – e n Teufelskreis beginnt.

Tipp: Für Kinder zwischen zwei und sechs Jahren gibt es niedriger dosierte Sprays. Babynasen helfen oft befeuchtende Tropfen mit Kochsalz.

BEI SONNENBRAND

Bei Sonnenbrand sind Cremes mit Hydrokortison hilfreich, ebenso wie allgemein bei leichten Hautentzündungen und wohl auch bei Juckreiz durch Insektenstiche. Die Präparate dürfen nicht großflächig aufgetragen werden – etwa auf dem ganzen Bauch oder Rücken. Doch der Einsatz ist bei Schwangeren, Stillenden und Kindern heikel. Sie sollten vor allem auf kühlende Umschläge z. B. mit Quark (siehe S. 160) und ähnliche Maßnahmen setzen (Sonnenbrand siehe S. 122).

BEI ÜBELKEIT

Gegen Übelkeit, Erbrechen und Reisekrankheit hilft besonders der Wirkstoff Diphenhydramin. Der noch weiter verbreitete Wirkstoff Dimenhydrinat ist nur „Mit Einschränkungen geeignet", weil sich bei ihm ohne irgendeinen Zusatznutzen das Risiko für unerwünschte Wirkungen erhöht. Beide Wirkstoffe machen müde und können vorzeitig Wehen auslösen. Also besser nicht in der Schwangerschaft verwenden, vor allem nicht im letzten Drittel! Stillende dürfen die Mittel kurzfristig bekommen. Für Kinder ab einem Jahr gibt es entsprechenden Zäpfchen.

Tipp: Auch Verstopfung (siehe S. 92) kann Reisende belasten, etwa wegen ungewohnter Ernährung, vergeht aber von selbst. Abführende Mittel sollten Sie zurückhaltend einsetzen. Länger angewandt, können sie die Darmbewegungen verringern und letztlich zu erneuten Verstopfungen führen. Verträglich für Schwangere, Stillende und Kleinkinder sind Glyzerin-Zäpfchen.

BEI SODBRENNEN

Mittel gegen Sodbrennen (siehe S. 84) gehören vor allem in die Reiseapotheke, wenn man dafür auch sonst anfällig ist, etwa bei Schwangeren. Für sie eignen sich am ehesten Medikamente mit den Wirkstoffen Magaldrat und Hydrotalcit. Diese Mittel binden oder neutralisieren überschüssige Magensäure.

Tipp: Grundsätzlich sollten Sie Medikamente gegen Sodbrennen höchstens zwei Wochen auf eigene Faust verwenden. Haben Sie länger Beschwerden, gehen Sie zum Arzt.

BEI ALLERGIEN

Wer weiß, dass er allergisch auf bestimmte Reize reagiert, kann vorsorglich Medikamente einpacken. Allgemein gegen allergische Beschwerden helfen Mittel mit Cetirizin und Loratadin. Sie blockieren Bindungsstellen für den Botenstoff Histamin. Er spielt eine wichtige Rolle beim Aufflammen von Allergien.

Tipp: Kinder ab zwei Jahren dürfen Säfte mit Cetirizin bekommen – ohne ärztliche Rücksprache aber höchstens vier Wochen. Die Dosierung erfolgt nach Gewicht. Schwangere und Stillende sollen vor Einnahme der Wirkstoffe ärztlichen Rat einholen. Auf Dauer hilft gegen die Allergie nur eine Desensibilisierung (siehe S. 113).

Ein Wort zu ...
Früherkennungs- und Vorsorgeuntersuchungen

Was umgangssprachlich als „Vorsorgeuntersuchungen" bekannt ist, heißt korrekt „Früherkennungsuntersuchungen". Der Begriff Vorsorge suggeriert, man könne damit diese Krankheiten verhindern. Das ist aber nicht der Fall. Vielmehr sollen durch die Untersuchungen Krebs- und andere Leiden rechtzeitig erkannt werden, sodass sie sich gut behandeln lassen.

Die gesetzliche Krankenversicherung übernimmt je nach Alter verschiedene Angebote: Gesundheitscheck (Check-up 35), Hautkrebs-Screening, Darmkrebs-Screening, für Frauen die Brustkrebs-Früherkennung sowie für Männer die Tastuntersuchung der Prostata. Weitere –umstrittene – Untersuchungen, etwa die Bestimmung des PSA-Wertes als Hinweis auf eine Prostataveränderung, müssen Patienten meist selbst bezahlen.

Egal, ob Kassen- oder Selbstzahlerleistung: Viele Früherkennungsuntersuchungen sind umstritten. Sie haben laut den bisherigen Studien oft nur einen geringen Nutzen. Dem stehen Risiken gegenüber. Grundsätzlich können Früherkennungsuntersuchungen Erkrankungen übersehen oder umgekehrt Fehlalarm auslösen. Auch Übertherapien sind möglich. Das bedeutet, dass Ärzte beispielsweise Krebs entdecken und behandeln, der zu Lebzeiten keine Probleme bereitet hätte, etwa weil er langsam wächst.

Patienten werden unnötig mit einer beängstigenden Diagnose belastet. Zudem verursachen Therapien oft Nebenwirkungen. So können Prostata-Operationen und -Bestrahlungen impotent und inkontinent machen. Wichtig ist es immer, zu beurteilen, in welchem Verhältnis Nutzen und Risiko zueinander stehen: So weist das Darmkrebs-Screening per Darmspiegelung offenbar eine besonders günstige Nutzen-Risiko-Bilanz auf. Das heißt, dass der Nutzen im Verhältnis zum Risiko groß ist.

Die Beispiele zeigen: Vor der Teilnahme an Früherkennungsuntersuchungen muss jeder für sich die Vor- und Nachteile abwägen. Für den einen mag die Furcht vor unentdecktem Krebs überwiegen, für den anderen die vor unnötigen Sorgen und Behandlungen. Ärzte sollten bei der informierten Entscheidung helfen, indem sie individuell über die Chancen und Risiken aufklären – gründlich und ausgewogen.

Ein weiterer positiver Effekt solcher Gespräche ist die Schärfung des Bewusstseins für die eigene Gesundheit.

FRÜHERKENNUNGSUNTERSUCHUNGEN

Alle in dieser Tabelle aufgeführten Untersuchungen werden von den Kassen übernommen und sind für Sie kostenlos. Wer einen Anspruch darauf hat, erfahren Sie in der ersten Spalte.

Anspruchsalter	Rhythmus	Erläuterungen
0–6 Jahre ♂ ♀	zehn Untersuchungen	Früherkennung von Krankheiten (gelbes Kinderuntersuchungsheft) sowie Erweitertes Neugeborenen-Screening (Screening auf angeborene Stoffwechseldefekte) und Neugeborenen-Hörscreening
0–6 Jahre ♂ ♀	drei zahnärztliche Untersuchungen	Feststellung von Zahn-, Mund- und Kieferkrankheiten
6 bis 18 Jahre ♂ ♀	jährlich	Maßnahmen zur Verhütung von Zahnerkrankungen (Individualprophylaxe)
13/14 Jahre ♂ ♀	einmalig	Jugendgesundheitsuntersuchung: körperliche Untersuchung, Beratung für Eltern und Jugendliche
ab 20 Jahre ♀	jährlich	Krebsfrüherkennung für Frauen: Gezielte Anamnese (Fragen nach der gesundheitlichen Vorgeschichte), Abstrich vom Gebärmutterhals, Untersuchung der inneren und äußeren Geschlechtsorgane
ab 30 Jahre ♀	jährlich	Erweiterte Krebsfrüherkennung für Frauen: Fragen nach Veränderung von Haut oder Brust, zusätzliches Abtasten von Brust und Achselhöhlen, Anleitung zur regelmäßigen Selbstuntersuchung der Brust
ab 35 Jahre ♂ ♀	alle zwei Jahre	Check-up 35 mit Schwerpunkt Früherkennung von Herz-Kreislauf- und Nierenerkrankungen sowie von Diabetes: Anamnese, körperliche Untersuchung, Überprüfung von Blut- und Urin-Werten, Beratungsgespräch zu den Ergebnissen

Beim Arzt

Anspruchsalter	Rhythmus	Erläuterungen
ab 35 Jahre ♂ ♀	alle zwei Jahre	Hautkrebsscreening: Untersuchung des gesamten Körpers auf Hautveränderungen
ab 45 Jahre ♂	jährlich	Tastuntersuchung der Prostata und der äußeren Genitale
ab 50 Jahre ♀	alle zwei Jahre bis einschließlich 69 Jahre	Brustkrebsfrüherkennung durch das Mammographiescreening: Einladung zum Screening in eine zertifizierte medizinische Einrichtung, Röntgen der Brüste, Beratung
ab 50 Jahre ♂ ♀	jährlich	Darmkrebsfrüherkennung: Untersuchung auf verborgenes Blut im Stuhl (Hämoccult-Test)
ab 55 Jahre ♂ ♀	zwei Untersuchungen in 10 Jahren bzw. alle zwei Jahre	Die gezielte Beratung zur Früherkennung von Darmkrebs; zwei Darmspiegelungen im Abstand von 10 Jahren oder Hämoccult-Test auf verbogenes Blut ihm Stuhl (alle 2Jahre)
keine Altersbegrenzung ♀	sechster oder siebter Schwangerschaftsmonat (24. bis 28. SSW)	Screening auf Schwangerschaftsdiabetes durch Glukosetoleranztest
keine Altersbegrenzung ♀	grundsätzlich dreimal während der Schwangerschaft	Routine-Ultraschalluntersuchungen bei schwangeren Frauen zur Früherkennung von Schwangerschaftskomplikationen
keine Altersbegrenzung ♀	zweites Schwangerschaftsdrittel (2. Trimenon)	Erweitertes Basis-Ultraschallscreening zur Kontrolle der Entwicklung von Fötus und Plazenta; auf Wunsch auch systematische Untersuchung der fetalen Morphologie
keine Altersbegrenzung ♀	einmal während der Schwangerschaft	HIV-Antikörper-Test für Schwangere zur Früherkennung einer HIV-Infektion

Nach Informationen GBA, KBV

Früherkennung

Untersuchungstechniken

Körperliche Untersuchung:

Trotz der heutzutage vielfältigen technischen Untersuchungsmethoden ist die gründliche körperliche Untersuchung immer noch sehr wichtig. Kombiniert mit einem ausführlichen Gespräch (Anamnese), können viele Krankheiten ausgeschlossen oder festgestellt werden.

Es kann nach folgendem Schema (IPPAF-Schema) vorgegangen werden:

- **I** – Inspektion: Betrachtung des Patienten (z. B. Hautfarbe, Haltung)
- **P** – Palpation: Abtasten bzw. Befühlen einzelner Körperpartien (z. B. Druckschmerz in der Gallengegend)
- **P** – Perkussion: Abklopfen von Körperregionen (z. B. Lunge)
- **A** – Auskultation: Abhören von Körperregionen (Herz, Bauchraum)
- **F** – Funktionsuntersuchung: Testen einzelner Körperfunktionen (z. B. Pupillenreflex, Muskelreflexe)

Außerdem können bei der körperlichen Untersuchung der Blutdruck und Puls gemessen werden. Die körperliche Untersuchung erfolgt immer am Patienten, der bis auf die Unterwäsche entkleidet ist, und schließt die Erhebung von aktueller Körpergröße und Gewicht mit ein.

Ultraschall (Sonografie)

Bei der Ultraschalluntersuchung, die fast jeder Arzt durchführen kann, werden mit harmlosen (Ultra-)Schallwellen Bilder – meistens von Organen – erzeugt. Der Ultraschall wird für folgende Untersuchungen eingesetzt:

- alle inneren Organe wie Leber, Niere, Gallenblase, Milz
- zur Darstellung von Gefäßen
- zur Darstellung des Herzens (Echokardiografie)
- Darstellung der Schilddrüse
- Darstellung des Brustgewebes

Manche Gewebe können mit dem Ultraschall nicht dargestellt oder beurteilt werden. Dazu gehören Knochen und auch die Lunge. Der Darmultraschall ist Experten vorenthalten und ist keine Standardmethode.

Die Ultraschalluntersuchung hat den Vorteil, dass sie schnell und kostengünstig ist. Allerdings hängt die Aussagekraft sehr von der Übung und Erfahrung des Arztes ab.

Endoskopie

Direkte Betrachtung von Körperhöhlen oder -hohlräumen mittels spezieller Schläuche bzw. starrer Röhren (Endoskope), die mit optischen Systemen und einem Kanal für kleinste Arbeitsgeräte z. B. Zangen, Pinzetten ausgestattet sind. Die Endoskopie wird diagnostisch – Erkennen von Krankheiten, z. B. Magengeschwür – und therapeutisch – Heilen von Krankheiten, z. B. Entfernen eines Darmtumors – eingesetzt.

Arthroskopie

Eine Arthroskopie ist eine Endoskopie von Gelenken. Hier ist das Endoskop eine starre Röhre. Zusätzlich werden noch Instrumente in das Gelenk eingeführt. Das Haupteinsatzgebiet der Arthroskopie stellt die Behandlung von Gelenkschäden dar. Alle Gelenke können arthroskopisch untersucht und therapiert werden. Am häufigsten sind Spiegelungen (Arthroskopien) der Kniegelenke, z. B. bei Meniskusschäden, und der Schultergelenke.

Magenspiegelung (Gastroskopie)

Bei der Magenspiegelung (Gastroskopie) wird die Speiseröhre (Ösophagus), der Magen (Gaster) und der Zwölffingerdarm (Duodenum) mithilfe eines Endoskops (Gastroskop) untersucht. Dabei können Sie eine Kurznarkose oder Lokalanästhesie bekommen. Leiden Sie unter folgenden Symptomen und Beschwerden, ist eine Gastroskopie sinnvoll:

- Schluckstörungen unklarer Ursache
- anhaltendes oder wiederkehrendes Sodbrennen
- länger anhaltende Übelkeit, Brechreiz, Erbrechen

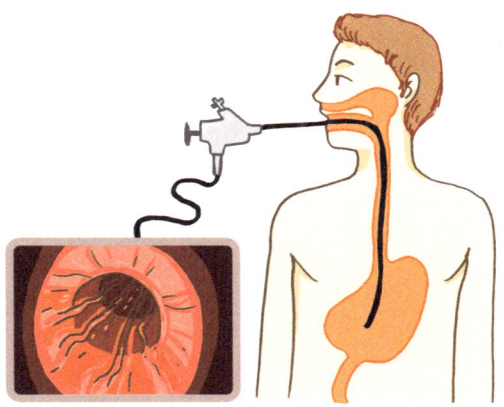

Magenspiegelung: der Arzt betrachtet die Schleimhaut auf dem Monitor

- Verdacht auf Magen- oder Zwölffingerdarmgeschwür
- Suche nach Magenbakterien (Helicobacter pylori), die ein Magengeschwür verursachen können
- unklare Blutverluste (Anämie)
- Auftreten von schwarzem Stuhlgang (Teerstuhl = Blut im Stuhl)

Dickdarmspiegelung (Koloskopie)

Im Rahmen einer Koloskopie (Dickdarmspiegelung) betrachtet der Arzt den gesamten Dickdarm (Kolon) vom After bis zum Blinddarm (Coecum), eventuell sogar die letzten Zentimeter des unteren Dünndarmabschnitts (terminales Ileum) mit einem Spezialendoskop (Koloskop). Leiden Sie unter folgenden Symptomen und Beschwerden, ist eine Koloskopie sinnvoll:

- sichtbare Blutungen aus dem After, Blutauflagerungen auf dem Stuhl
- positiver Hämoccult-Test: Mit diesem Test können geringe Mengen nichtsichtbaren (okkulten) Bluts im Stuhl nachgewiesen werden.
- Änderung der Stuhlfrequenz wie häufiger Durchfall und/oder Verstopfung
- anhaltende oder wiederkehrende unklare Bauchbeschwerden
- unklarer, ungewollter Gewichtsverlust
- Kontrolle nach Dickdarmoperationen und Polypenabtragungen (gutartige Wucherungen),
- im Rahmen der Früherkennungsuntersuchung gegen Darmkrebs und seine Vorstufen (Polypen).

Die Koloskopie wird meistens unter Kurznarkose durchgeführt, sodass Sie selber kaum etwas von der Untersuchung mitbekommen. Ausschlaggebend für gute Untersuchungsbedingungen ist die freie Sicht auf Ihren Darm für den Untersucher. Daher ist die Abführprozedur, durch die vor der Untersuchung der Darm komplett entleert wird, wichtig.

Die Dickdarmspiegelung gehört zu den Krebsfrüherkennungsleistungen. Sie werden von der gesetzlichen Krankenversicherung bezahlt (Tabelle siehe S. 166).

Röntgen

Beim Röntgen wird Körpergewebe (z. B. Knochen, Muskeln etc.) mit Röntgenstrahlen durchleuchtet. Es können innere Organe und Strukturen (beispielsweise Knochen) dargestellt werden. So lässt sich beispielsweise ein Knochenbruch erkennen und beurteilen. Auch die genaue Darstellung von Weichteilen ist heute möglich, zum Beispiel die Brust bei der Mammografie.

Werden Kontrastmittel eingesetzt, lassen sich auch Hohlräume (Darm und Gefäße) mithilfe eines Röntgenbildes beurteilen. Die Erfindung der Computertomografie (CT) – auch ein Verfahren mit Röntgenstrahlen – verfeinerte die Möglichkeiten des Röntgens technisch erheblich.

Röntgenuntersuchungen sind immer mit einer Belastung des untersuchten Körpers durch ionisierende (radioaktive) Strahlen verbunden. Diese wird dank moderner Technik und durch die Strahlenschutzverordnung so gering wie möglich gehalten.

Die natürliche Strahlenbelastung aus der Umwelt des Menschen liegt zwischen zwei und drei mSv pro Jahr (Sievert (Sv) bzw. Millisievert (mSv) ist die Einheit, in der die Strahlendosis gemessen wird). Koronarangiografien (s. u.) haben aufgrund der langen Durchleuchtungszeit vergleichsweise hohe Strahlenbelastungen zur Folge (im Durchschnitt 2 bis 5 mSv), bringen dem Patienten aber einen hohen Nutzen (z. B. Wiedereröffnen eines verschlossenen Gefäßes).

Röntgenaufnahmen des Brustkorbes oder des Kopfes haben mit ca. 0,4 mSv und

Untersuchungsmethoden im Vergleich

Feste Strukturen z. B. Knochen oder luftreiche Regionen wie die Lunge, können bislang besser durch Röntgen und die Computertomografie dargestellt werden. Bei vielen Fragestellungen im Bauchraum (Leber, Galle, Nieren, Bauchspeicheldrüse), insbesondere zu Beginn einer Diagnostik, ist der kostengünstige und vielfach verfügbare Ultraschall die erste Wahl. Danach kommt häufig ein Multislice-Spiral-CT – mit oder ohne Kontrastmittel – zum Einsatz. Sollten danach noch Fragen offen sein, kann bei speziellen Fragestellungen ein MRT eingesetzt werden. Allerdings muss und wird diese Abfolge nicht immer so eingehalten. Hat man beispielsweise einen konkreten Verdacht auf einen Weichteiltumor im Oberbauch, kann sofort ein MRT der verdächtigen Region angefertigt werden.

0,1 mSv eine weit geringere Strahlenbelastung.

Eine Schädigung durch Röntgenstrahlen – d. h. eine Schädigung des Erbguts von Zellen, die dann entarten können, also einen Tumor bilden – kann nie ausgeschlossen werden. Es gibt keinen anerkannten Schwellenwert, bei dem der Patient gefahrfrei geröntgt werden könnte. Es muss vor jeder Röntgenaufnahme eine Nutzen-Schaden Abwägung erfolgen!

Computertomografie (CT)

Die Computertomografie, in der Regel kurz CT genannt, ist eine spezielle Form des Röntgens. Man erhält mithilfe eng gebündelter Röntgenstrahlen Schichtbilder des menschlichen Körpers. Bei der Untersuchung dreht sich eine Röntgenröhre kreisförmig um den Patienten. Gegenüber der Röntgenröhre befindet sich ein Empfänger (Detektorsystem), der die durch die Körperstrukturen abgeschwächte Strahlung aufnimmt. Aus den gewonnenen Messdaten errechnet anschließend ein Computer hochauflösende Schichtbilder. Im Gegensatz zum normalen Röntgen entsteht bei der CT ein dreidimensionales, sehr detailliertes Bild der aufgenommenen Körperregion. Es lassen sich einzelne Organe komplett bildlich darstellen und krankhafte Veränderungen der Organe oder Tumoren in ihrer Ausdehnung erkennen.

Bei der Spiral-Computertomografie wird der Patient während der Untersuchung kontinuierlich automatisch vorgeschoben. Durch diese Technik ist eine schnellere Untersuchung von Körperabschnitten möglich, was

Untersuchungstechniken

bei der Diagnostik bewegter Organe (Herz, Lunge) von Vorteil ist.

Die modernste Art der CT-Bilderzeugung ist die Vielschicht-Computertomografie (Multislice-Spiral-CT), dabei wird pro Röhrenumlauf nicht nur eine Schicht gewonnen, sondern es sind gleich mehrere auf einmal. Dadurch wird die Genauigkeit der Untersuchung weiter erhöht (immer feinere Schichten) und die Strahlendosis reduziert.

Kernspintomografie (Magnetresonanztomografie, MRT)

Die Kernspintomografie, auch als Magnetresonanztomografie (MRT) bezeichnet, ist eine diagnostische Technik zur bildlichen Darstellung der inneren Organe und Gewebe. Ähnlich wie bei einer CT wird auch bei einem MRT der Körper schichtweise dargestellt. Bei der Magnetresonanztomografie wird jedoch nicht mit Röntgenstrahlen, sondern mit einem starken, für den Menschen jedoch völlig ungefährlichen Magnetfeld sowie mit Radiowellen gearbeitet. Im MRT können besonders gut Veränderungen an den Weichteilen dargestellt werden – oft auch ohne eine Kontrastmittelgabe, die im CT häufig notwendig ist.

Da die MRT-Untersuchung sehr laut ist, bekommen Sie während der Untersuchung Kopfhörer aufgesetzt. Haben Sie einen Herzschrittmacher oder tragen Sie Metallimplantate im Körper (z. B. eine künstliche Hüfte), kann ein MRT möglicherweise nicht

durchgeführt werden. Möglicherweise kann die Untersuchung aber in einem speziell dafür ausgelegten MRT durchgeführt werden.

Leiden Sie unter Platzangst, so kann die Untersuchung in der engen Röhre für Sie ein kleiner Horrortrip werden. Es gibt dann die Möglichkeit, dass Sie vorher ein Beruhigungsmittel bekommen oder auf ein offenes MRT (Kostenübernahme vorher bei der Krankenkasse klären!) ausweichen.

Koronarangiografie (Herzkatheter)

Die Koronarangiografie ist eine Untersuchung zur Darstellung der Herzkranzgefäße (Koronararterien). Ein Röntgenkontrastmittel wird in die Herzkranzgefäße injiziert und mittels Röntgenstrahlen sichtbar gemacht. Es kann der Verlauf der Herzkranzgefäße und deren krankhafte Verengungen (Stenosen), die meist durch Gefäßwandverkalkungen (Arteriosklerose) entstehen, auf einem Röntgenbild dargestellt werden. Eine Koronarangiografie wird z. B. bei akutem Herzinfarkt, bei Brustschmerzen unter Belastung (Angina Pektoris) oder bei Hinweisen im Belastungs-Elektrokardiogramm angefertigt. Die Katheterspitze kann mit verschiedenen Instrumenten versehen werden, was bei der Diagnostik auch schon therapeutische Eingriffe (z. B. Einlage eines Stents – Röhrchens) oder das Aufdehnen der Engstelle möglich macht.

Ein Wort zu …
Individuelle Gesundheitsleistungen (IGeL)

Igel sind nicht nur in freier Wildbahn wenig anschmiegsam, auch in den Arztpraxen sind sie ein eher stacheliges Thema – zwischen Arzt und Patient und zwischen Arzt und Krankenkassen. Im Gesundheitswesen steht die Abkürzung IGeL für individuelle Gesundheitsleistungen. Der Konflikt darum ist einfach beschrieben: Der Patient soll für Leistungen bezahlen, die nicht im Leistungskatalog der Krankenkassen enthalten sind. Die Krankenkassen stehen auf dem Standpunkt, dass alles, was notwendig ist, erstattet wird. Viele Ärzte sind davon überzeugt, dass es Leistungen gibt, die sinnvoll und nützlich für ihre Patienten sind, aber, da sie nicht von den Kassen erstattet werden, selber vom Patienten bezahlt werden müssen. Die Grenze zwischen sinnvollen Zusatzangeboten und Geschäftemacherei ist fließend. So können etwa reisemedizinische Beratungen oder verschiedene Reiseimpfungen sinnvoll sein; hingegen wird zum Beispiel der vaginale Ultraschall der Eierstöcke zur Krebsfrüherkennung sehr kritisch gesehen.

Klar ist, dass manche Angebote nicht seriös sind. Sicher ist auch, dass Patienten im Krankheitsfall immer ausreichend versorgt werden. Wenn Sie als Patient das Gefühl haben, zu Zusatzangeboten gedrängt zu werden, spricht das nicht für Ihren Arzt. Er sollte Sie in erster Linie über die Zusatzangebote und deren Nutzen und Risiken informieren anstatt ein Verkaufsgespräch mit Ihnen zu führen. Da er aber Anbieter dieser Leistungen ist, ist eine neutrale Beratung nicht immer selbstverständlich. Haben Sie den Eindruck, dass stark mit Ihren Ängsten gespielt wird, sollte das immer ein Hinweis sein, über ein Angebot kritisch nachzudenken. Auffallend ist aber auch, dass immer mehr Patienten Gesundheitsleistungen nachfragen. Die Bitte: „Ich möchte mal so richtig durchgecheckt werden", ist häufig und verständlich, bedeutet aber in der Realität (Check-up 35), dass bei einem gesunden Patienten zwei Blutwerte und der Urin untersucht werden – Anamnese und körperliche Untersuchung gehören natürlich dazu. Möchten die Patienten weitere Leistungen wie EKG oder Ultraschalluntersuchungen, ist das eine gewünschte Zusatzleistung, die von den Kassen nicht übernommen wird. Wissenschaftlich sinnvoll ist der Einsatz der Geräte in diesem Fall vielleicht nicht. Jeder muss selbst entscheiden, ob ihn der Einsatz bestimmter technischer Geräte vielleicht beruhigt.

REGISTER

A

Abszess 98
Akne 100
Akneformen 101
Alkohol 41
Alkoholvergiftung 40
Allergietest 115
Analfissur 62
Analvenenthrombose 62
Angina tonsillaris 34
Antibiotika 131
Aphten 30
Appendizitis 66
Arthroskopie 169

B

Bänderriss 20
Bandscheibenvorfall 150
Bewusstlosigkeit 24
Bindehautentzündung 32
Bisswunden 10
Blähungen 92
Blasen 102
Blasenentzündung 64
Blinddarmentzün-
  dung 66
Blutdruckwerte 44
Bluthochdruck 45
Borreliose 132
Bronchitis 34

C

Computertomografie
  (CT) 171

D

Dampfinhalation 159
Datenbank 31
Dehnübungen 139
Diarrhoe 68
Dickdarmspiegelung 169
Divertikulitis 67
Dornwarzen 128
Durchfall 68
Dysmenorrhoe 78

E

Elektrolytlösung 69
Endoskopie 168
Epikondylitis 154
Epikutantest 115
Epistaxis 50
Erbrechen 90
Erektionsstörungen 70
Erkältung 34
Erste Hilfe 22
Ertrinken 24
Erysipel 130
Exanthem 104

F

Feigwarzen 128
Fersensporn 138
Fieber 36
Fieber bei Kindern 37
Fieberkrampf 36
Fingerkuppenpflaster 14
Flohstiche 113

Früherkennungsuntersu-
  chungen 165
Frühsommer-Meningoen-
  zephalitis 132
Fruktoseunverträglich-
  keit 83
FSME 132
Furunkel 98

G

Gallenkoliken 86
Gallensteine 86
Gastroskopie 169
Gehirnerschütterung 12
Gicht 140
Glutenunverträglich-
  keit 83
Golferellenbogen 154
grippaler Infekt 34
Grippe, echte 34
Grützbeutel 98
Gurgeln 160
Gürtelrose 110

H

Hämorrhoiden 74
Harnwegsinfektionen 64
Hausapotheke 161
Hausmittel 159
Hautausschlag 104
Hautkrebs 122
Hautpilz 106
Heiserkeit 38
Herbstgrasmilben 112

Herpes 108
Herpes labialis 108
Herpes zoster 110
Herzdruckmassage 22
Herzinfarkt 27, 87
Herzkatheter 172
Herzstillstand 22
Heuschnupfen 52
Hexenschuss 150
Histamin- 83
Hitzschlag 124
Hodenschwellung 73
Homöopathie 19
Hörsturz 39
HPV 128
Hyperhidrosis 120

I

Impfung 10, 15, 35, 47,
  73, 111, 134, 162, 173
Inhalation 159
Individuelle Gesundheits-
  leistungen (IGeL) 173
Influenza 34
Insektenstich 112
IPPAF-Schema 168

K

Karpaltunnelsyn-
  drom 142
Kater 40
Kernspintomografie 172
Koloskopie 169
Kontaktallergie 114

© 2015 Stiftung Warentest, Berlin

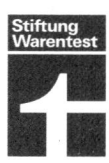

Stiftung Warentest
Lützowplatz 11–13
10785 Berlin
Telefon 0 30/26 31–0
Fax 0 30/26 31–25 25
www.test.de
email@stiftung-warentest.de

USt.-ID-Nr.: DE 1367 25570

Vorstand: Hubertus Primus
Weitere Mitglieder der Geschäftsleitung:
Dr. Holger Brackemann, Daniel Gläser

Programmleitung: Niclas Dewitz

Autor: Dr. med. Dirk Nonhoff, Köln
Projektleitung/Lektorat: Niclas Dewitz, Christiane Hefendehl
Fachliche Unterstützung: Prof. Dr. Gerd Glaeske, Kathrin Andruschow, Dr. Bettina Sauer
Mitarbeit: Karsten Treber
Korrektorat: Hartmut Schönfuß, Berlin
Titelentwurf: Anne-Katrin Körbi
Layout und Satz: Anne-Katrin Körbi
Illustrationen: Olivia Vieweg, Leipzig

Produktion: Vera Göring
Verlagsherstellung: Rita Brosius (Ltg.), Susanne Beeh
Litho: tiff.any, Berlin
Druck: Schreckhase, Spangenberg

ISBN: 978-3-86851-151-2